がん難民コーディネーター

かくして患者たちは生還した

藤野邦夫

Fujino Kunio

小学館
101
新書

がん難民コーディネーター

――かくして患者たちは生還した――

◉目次

はじめに

私の本業はフランス語と英語の翻訳だが、多くの日は日中のほとんどを、がん患者とその家族の相談を受けて過ごす。治療法の選択肢を説明し、場合によっては患者にとってベストと思われる医師を紹介したり、時には患者と家族に代わって医師と打ち合わせしたりする。

実は、私自身が元がん患者だ。5年近く前、前立腺がんにかかっていることがわかったが、幸いにも当時の最新の治療法で根治することができた。また、有力ながん治療法のなかった時代に、母親と妹と弟をがんで失った。

そうした経験があったので、欧米のがん治療の先端的な情報を翻訳書の出版などの形で紹介し始めた。そのうち大学病院の医師たちの研究会、医療シンポジウム、全国にあるがん患者の会などに呼ばれて話をするようになり、とうとう、連日、患者や家族から連絡が来るようになった。これまでに相談を受けた人の数は200人を超す。

そうこうしているうちに、２００８年のゴールデンウィーク明けに『週刊ポスト』から取材を受け、私の活動が４号にわたって紹介された。私に相談に来る患者の多くは、病院から追い出されたり納得する治療を受けられずに行き場を失ったりした、いわゆる「がん難民」だ。そこで、編集部は私のことを「がん難民コーディネーター」と紹介した。

その記事を読んだＮＨＫの元アナウンサーの水野節彦さんから声がかかり、水野さんがアンカーを務める『ラジオ深夜便』でも私の活動が紹介された。水野さんからは、「『がんになっても大丈夫！』というような、藤野さんの話を聞いているとそんな気持ちになってきます」と過分な言葉をいただいた。

周知のように、以前からアメリカでは、医療側と患者側の間に立ち、治療法などについて調整する「医療コーディネーター」がビジネスとして成り立っている。ここ数年、日本でもそのような活動が少しずつ広がっている。

私自身は完全に個人の活動として、無償で「がん難民コーディネーター」の活動を行なってきた。しかし、そんな私にすら患者と家族からの相談が絶えないのは、裏返せば、それだけ「がん難民」が多く、苦しんでいるということに他ならない。実際、私の活動に関心を持った方々からは、NPO法人化し、組織的に活動をしたほうがいいのではないかという提案も受けている。

多くの患者と会って痛感するのは、患者の多くがいかに自分の病状と治療法について知識が少ないか、ということだ。がんの場合、最初にどんな治療法を選ぶかが決定的に重要なので、無知であることは致命的になる。「がん＝死」というイメージにとらわれ、医師から余命宣告を受けると、ただただ絶望し、止められない時限爆弾を前にしたように怯えて死を待つ患者も多い。

だが、今の世界のがん治療は非常なハイスピードで進歩し、さまざまな手を尽くせば、たとえ完治しなくても、がんと共存しながら「いい死に方」、つまり「いい生き方」をすることができるようになっている。そして半年間元気でいれば、治療状況は大きく変わって、明るい未来が開ける可能性が高い。

本書は、医療者や医療ジャーナリストの立場から書かれた従来の概説書や啓蒙書、あるいはがん患者と家族の体験談の類とは趣を異にする。がんの体験者であると同時に、幅広い医療の情報に多少なりとも通じている者として、あくまでも患者の立場に立ち、いかにがんと闘うかを提案したものだ。

今日も昼すぎに東京都下にある自宅を出て、地方から上京してきた患者と家族に会い、大病院を追い出された患者の悩みを聞き、新たな受け入れ先を決めた。そのあと、病状が悪化した別の患者の対応策を、担当の医師と打ち合わせした。夜9時すぎに自宅に戻ってからは、何人かの患者の問い合わせにメールやファックスで返信した。

こんな活動がいつまで続けられるのかわからない。ただ、面はゆい言い方になるが、本書がすべてのがん患者と家族が、がんと前向きに闘うための一助となれば幸いだ。

2008年11月2日深夜、自宅仕事場にて

藤野邦夫

第一章

私の「がん体験」

セカンドオピニオンの重要性

私にはこれまでの人生で2度の「がん体験」がある。

1度目は30年前、43歳の時のことだ。

会社で仕事中に突然吐血した。当時の私は大変なヘビースモーカーで、とくに麻雀や酒の席では、ほとんどチェーンスモーカー状態だった。「肺がんではないか」という思いがよぎり、ある大学病院に駆け込んだところ、懸念したとおりの診断結果が出た。誤診の可能性に望みをかけ、別の大病院にも診断を仰いだが、結果はやはり同じだった。

あとで聞いたことだが、妻と娘は「手術をしても余命は3年」と医師から宣告され、病院のトイレで号泣したらしい。そのあと私の前に笑顔で現われたが、ふたりとも顔が引きつっていたのを覚えている。診断結果は会社にも伝えていたので、見舞いに来た同僚たちの顔は一様に青ざめ、私がいないところでは「藤野もいよいよ終わりか」と噂をしていたという。

それでも医師の説明に納得できない点があったので、3つ目の病院として都立駒込病院の診断にすがった。当時、駒込病院には工藤翔二先生（のちの日本呼吸器学会理事長）という肺がん治療の名医がいたので、「手術をするなら駒込病院で」と決めていたという理由もある。

ところが、工藤先生は「肺がんではないと思う。手術はいつでもできるから、もう一度徹底的な検査をしてみましょう」と言われた。そして、精密検査を行なったところ、「肺がんではない」という診断が下った。簡単に言えば、煙草の吸いすぎで気管支の扁平上皮が乾燥し、そこが切れて出血したにすぎなかったのである。私は放免され、煙草をやめると、二度と吐血することはなかった。その後、念のために、最初は3か月に1回、後には半年に1回、合計何度か検査を受けたが、何の問題もなかった。

今では笑い話だが、もしも最初の2つの病院の診断結果をそのまま受け入れ、手術を受けていたら……と想像すると、その当時はとても笑えたものでなかった。工藤先生には今も深く感謝している。

私が相談を受けた患者の中にも同様の例がある。

08年2月、名古屋在住のあるお坊さんが地元の大病院で肺がんと診断され、手術を受けることになった。その段階で人を介して私のところに相談があったのだが、症状を聞いたところ、素人の勘で、「これは肺がんではないのでは」と直感した。

そこで、前述の工藤先生を紹介し、診てもらったところ、肺の画像を見始めてからものの1分もしないうちに診断が下った。肺がんではなく肺化膿症（肺胞に細菌が増殖し、白血球などの炎症細胞や感染防御物質が集まって、炎症を起こす症状。組織の壊死《えし》を伴う）だったのである。10日間の入院治療を受けて根治し、患者は笑顔で名古屋に帰っていった。

ここから大きな教訓が得られるだろう。

適切なセカンドオピニオン、サードオピニオンがいかに大事か、という教訓である。

最新の治療法を知らなかった現場の医師

2度目の「がん体験」は、03年の夏から翌年正月明けにかけてのことだ。

03年の夏、68歳の誕生日の頃に人間ドックに入ったところ、PSA（前立腺特異抗原。前立腺にがんがあると血液中に検知される）が5・5という数値を示した。前年までの3年間はずっと4・3だったのが突然上昇したので心配になり、秋にもう一度検査したところ、さらに6・5にまで上がっていた。

ちなみにPSAの正常値は4以下である。上がり方が急激なので生検（生体検査）を受けたところ、前立腺の左側にがん細胞が発見された。今度は本当にがんだった。

生検をしてくれた泌尿器科医からは、すぐに摘出手術を受けるように言われた。前立腺がんの悪性度を示すグリーソン値は7だった。この数値が8になると、がんが前立腺の皮膜の外側に出ている可能性が高く、手術をする意味がなくなるとされる。つまり、幸いにも早期がんだったのだ。とはいえ、手術を受けなければ3〜4年で治療不能なほどがんが進行するだろう、というのが医師の予測だった。

しかし私は、手術ではなく別の治療法を希望し、それを医師に伝えた。

「ブラキセラピーで治療してもらいたいのです」

医師は、私の言っていることが理解できず、きょとんとしていた。

ＰＳＡが４・３になった頃は、あとから思えば、数値の意味を少々軽く考えていた。歳を取ると前立腺肥大が起こり、それが原因でＰＳＡの値が４を超えることがあるので、がんの確証はないと高をくくっていたのである。その一方、将来的に前立腺がんになる可能性も考えて治療法を調べ、その過程でブラキセラピーのことを知った。

ブラキセラピー（小線源療法。ブラキは「近接した」「短い」、セラピーは「治療」を意味する）とは、１９８０年代にアメリカで始まり、欧米では高い治癒率を誇る治療法だが、日本では03月7月に厚生労働省が認可したばかりだった。これは放射性同位元素（ヨウ素１２５）を放出する微小なチタニウムのカプセル（シードという）を前立腺に直接刺入する方法である。つまり、体内で放射線を患部に照射するわけである。

私は、ブラキセラピーには摘出手術や放射線の外照射療法に比べてメリットがいくつもあることを知っていた。手術時間が短く、身体的にも精神的にも非常に楽であること、術後のＱＯＬ（生活の質）が低下しないらしいこと、比較にならないほど合併症が軽いことなどである。

当時の前立腺がんの摘出手術は5～6時間かかり、出血量が多いので今と同じく自己輸血を必要とした。術後1〜2日はひどく苦しむ人がいるだけでなく、約4週間の入院と約2週間の自宅療養を経たあとも、尿失禁に悩み、場合によっては生涯オムツを必要とすることもある。加えて、その人たちのほとんどが性機能を喪失するという。

たとえ摘出手術によって命を救ってもらえたとしても、これでは身体的、精神的ダメージが大きいと言わざるを得ない。しかも、04年5月に厚生労働省が発表したところによれば、摘出手術を受けた早期前立腺がんの患者の約20％に再発が見られたという。

だが、ブラキセラピーの場合、そのような合併症の不安がなかった。まさに前立腺がんの患者にとっては、福音のような治療法なのである。

ところが、担当の泌尿器科医は、どうやらブラキセラピーのことを知らないようだった。患者の私が治療法を逆提案することを不快に思っているわけではなかったが、どう反応していいのかわからず、きょとんとしていたのである。

その医師はいわゆる町医者ではない。東京の中堅総合病院の泌尿器科医なのだ。そのあと知り合いの何人かの医師や泌尿器科医にも相談してみたが、彼らの多くもブラキセラピーの内容どころか名前すら知らなかった。これは驚くべきことだった。

当時は今以上に日本のがん治療は手術中心であり、臨床医の多くは「がんを見つけたら摘出手術」という学生時代に受けた教育の貯金で治療していた。治療の現場にいると非常に忙しく、新しい治療法について勉強する余裕がないので、認可されたばかりのブラキセラピーのことを知らなかったのだろう。

生検を行なった泌尿器科医は、次に会った時にはさすがにブラキセラピーについて調べていて、「ニードル（シードを入れる中空の針）が折れるかもしれない」などと、否定的な意見を述べた。私の知る限り、そんな恐れは皆無なのだが、泌尿器科医はとにかく治療の選択肢は摘出手術以外にないと思い込んでいるようだった。

当時、日本でブラキセラピーを行なっている医療施設はまだ2か所しかなかった。これを考えれば、一般の泌尿器科医にブラキセラピーの知識がないのも当然だったかもしれない。仮に新しい治療法が開発され、認可されても、一般の臨床医まで行き渡るには時間がかかる。まして情報の遅れがちな地方ならなおさらだっただろう。

こんなに楽なら、毎月受けてもいい

幸いにも私は、実施医療施設のひとつ、東京慈恵会医科大学附属病院でブラキセラピーを受けることができた。担当してくれたのは、アメリカのシアトルにある前立腺研究センターで最新の治療法を学んだ放射線治療部の青木学先生と、ブラキセラピーに関して知識と理解のある泌尿器科の三木健太先生だった。

治療を受けたのは04年1月。私は、同病院でブラキセラピーを受けた9人目の患者になった。

あらかじめ得ていた知識どおり、治療は身体的にも心理的にも何の苦痛もなかった。下半身麻酔を受け、85本のシードを埋め込む1時間半の治療を受けたあと、ストレッチャーに乗ったまま手術室を出た。その時、心配顔で待ち受けていた家族にこう軽口を叩いた。

「こんなに楽なら、毎月受けてもいいくらいだよ」

術後、周囲の人の被曝を避けるため、個室に隔離され、24時間の安静を命じられた。ベッドで点滴を受けていたが、とにかく痛みもなければ不快感もない。日頃、夜から朝方まで仕事をする習慣があるので、その時は朝までにミステリーを2冊読み終えた。熱中し、治療を受けたことを忘れていたほどだった。

翌朝点滴を外され、尿道口のカテーテルと会陰部のガーゼも外され、傷痕を点検してもらった。とくに目立つ傷痕はなく、昼頃にサーベイメーターで室内と身体周辺の放射線量を計測し、問題がないことがわかると、放射線の管理から解放された。

退院したのは翌日の昼。治療の前日に入院してから、わずか2泊3日。退院の当日から、いつもと同じように朝方まで仕事をした。放射線関連の法規定が比較的うるさくないアメリカなどでは、手術をしたその日に、シャワーを使わせて帰宅させるという。

最初の数日は尿に血が混じることがあったが、1週間ほどでその症状は消えた。2週目にやたらと便意をもよおすようになったので、これでは外出できなくなるのではないかと心配したが、その症状も3~4日で消えた。人によっては治療跡が腫れて座りにくくなることがあるそうだが、私の場合はそれもなかった。他に生活上の制約があったのは、1週間は風呂に入ることを禁じられ、シャワーしか浴びられないことと、酒を飲めないことぐらいだった。

また、術後2か月間、性行為の際には必ずコンドームを装着するよう指導される。相手が被曝しないようにするためだ。同じ理由で、数か月間は妊婦に長時間接することや、乳幼児をヒザに長時間抱くことを禁じられる。

術後6か月目にPSAを測ると0・9に下がっていた。今では0・07しかない。生活は治療前とまったく変わらず、酒も毎日飲んでいる。

治療費はシード1個あたり約6000円だったが、保険がきいたので、個室の入院費も含めて20万円程度で済んだ。当時の前立腺がんの手術では、100万円ばかりかかったので、治療の〝快適さ〟と予後の良さを考えても、安いものだと思う。

私はブラキセラピーのメリットが存分に発揮された最も幸運なケースかもしれないが、これがいかに優れた治療法であるかは、多少なりとも理解していただけるのではないだろうか。

その後、早期前立腺がんの患者にとって、ブラキセラピーは理想的な治療法のひとつであるという理解が日本でも広まり、08年9月25日時点で、90の医療機関で治療を受けることができるようになっている（本書巻末に特別付録として「ブラキセラピー実施病院90リスト」を掲載した）。

しかも、ブラキセラピーは前立腺の被膜の外側の5ミリ程度まで照射するので、前立腺の外側にがん細胞が少し広がっている場合でも、根治の可能性が期待される。また、ブラキセラピーは前立腺がんの治療法として開発されたが、今では前立腺がんとは違う方法で、食道がんや舌がんの治療にも使われている。

私がこの「2度目のがん体験」で痛感したことは、患者自身がいかに自分の病気とその治療法について知識を持っておくことが大事か、ということだ。

患者は不安を抱えているので、どうしても医師に対して弱い立場になりがちだ。わけがわからない状態で、医師に「できるだけ早く手術をしましょう」と言われると、なおさら言いなりになってしまう。

もしもあの時、担当の泌尿器科医の勧めどおりに摘出手術を受けていたら、その後の私の生活はどうなっていたかわからない。がんについての本を出すことなどなかったかもしれないし、あったとしても恨み節に満ちたものになっていたのではないだろうか。

医学博士たちより長い「質問の行列」

私は「2度目のがん体験」から日本のがん治療のあり方に疑問を持ち、がんについて勉強を始めた。欧米の文献や、各国のインターネットの情報を読むようになった。そして、「前立腺がんにかかった多くの人たちに理解してもらえるような適切な概説書があればいいのだが」と、自分の治療を担当していただいた慈恵医大病院の青木先生と話し合い、先生と共訳で訳書を出版しようということになった。

それが最初に形になったのが、04年8月に出版した『前立腺がん、これで全快！　手術不要の最新療法ブラキセラピー』（小学館）という本だった。原著は、青木先生が学んだシアトルの前立腺研究センターの、ブラキセラピー研究の第一人者ケント・ウォルナー博士の著書『前立腺がん　手術しない展望』である。これは当時、アメリカでも2冊しかないブラキセラピーの一般向けの概説書だった。日本ではもちろん初めてのものだった。

その後、アメリカのがん治療の現場やがんからの生還例を紹介し、がんを克服する患者の〝戦略〟を提案した訳書『ガンに打ち勝つ患者学　末期ガンから生還した1万5000人の経験に学ぶ』（実業之日本社）を出版した。原著の著者グレッグ・アンダーソン氏は、手術した肺がんが転移して「余命1か月」と宣告されながら、衰弱しきった身体的条件を克服し、根治に至った人物である。

この本は、西洋医学を基本としながらもホリスティック医療を実践している帯津三敬病院名誉院長・理事長（日本ホリスティック医学協会会長）の帯津良一先生に監修していただいた。ちなみに、「ホリスティック医療」とは、人間を心と体に分けないで、一体のものとして捉え、治療しようという考え方の医療である。がん治療では、西洋医学の治療の副作用を抑え、治療効果を高めようとする目的を持っている。

私は定年まで出版社に勤務していたが、その頃から雑誌で最先端の医療を紹介する記事を担当し、自分で取材、原稿作成も行なっていた。また、大学病院の医師から、欧米の学術雑誌や医学論文の翻訳を頼まれることもあった。そのため、昔から医師の知り合いや友人が多く、がんに限らず大病を得た同僚などから相談を受けることが多かった。

そして、「2度目のがん体験」のあと、がんに関する本の訳書を出版するうちに、さまざまな医療シンポジウムや全国にあるがん患者の会などから講演を頼まれるようになり、口コミなどでも私の名が患者の間に知られるようになった。

私は常に患者の立場に立ち、医師の立場からはなかなか言えないことをずばりと言うことにしている。たとえば「今や前立腺がんの場合、手術という選択肢はない」といった具合だ。こういうことを言うと、講演が終わって控え室に戻った時、一緒に講演をした医学博士たちから「あなたはいいな。我々があんなことを言ったら、医学界で非難されて、酷い目にあう」と羨ましがられることがある。

しかし、患者は患者の立場から治療法を求めているのだろう。講演会やシンポジウムが終わると、私に質問する人の行列が、医学博士たちのそれよりも長くなることが多い。

講演を重ねるうちに、冗談のような話だが、黄色のTシャツにジーパンというラフな格好で大病院の中を歩いていると、私の講演を聴いたことのある患者から「先生、先生」と呼びかけられることもある。これには一緒にいた本物の医師も驚いたり、苦笑したりしている。私は照れくさいので、いつも「先生はやめてくださいよ」とお願いしている。

そうこうするうちに、講演や訳書で私のことを知った一般のがん患者や家族からも、相談の依頼が舞い込むようになった。がんと診断されたばかりで、どうしたらいいかわからないという患者もいるが、多くは納得のいく治療を受けることができず、行き場を失ったり、病院から追い出されたりした「がん難民」だ。ここ4～5年の間に相談を受けた人の数は200人以上になり、患者たちは症状が変わるたびに相談に訪れる。

がん患者である以前にひとりの人間

「がん難民コーディネーター」として私が具体的にやっているのは、患者や家族から病状、治療歴、悩みなどについて詳細に話を聞くこと、治療の選択肢を説明すること、場合によっては患者にとってベストと思われる治療をしてくれる医師を紹介すること、患者に付き添って病院に行き、医師と治療法について相談すること、電話、手紙、ファックス、メールなどで患者からの質問に答えること——などである。不幸にして患者が亡くなってしまった場合、遺族の要請で葬儀や法事に参列することもある。

患者や家族から相談の依頼があると、私の自宅がある東京都下の駅や沿線のターミナル駅の喫茶店などで会い、病状や治療の経緯を詳しく聞く。患者が地方に住み、病状が思わしくないために東京に出てくることが難しい場合には、相談者のもとに出かけていくこともある。

患者がひとりで相談に来ることはなく、ほとんどの場合、家族や紹介者が同席する。がん患者が出ると、その家族に大きな身体的、精神的負担を与えるし、がんは患者本人だけでなく、家族が一丸となって闘う病気だからだろう。

相談はたいてい2~3時間に及び、1回では終わらない。直接会って話をするだけでなく、その後も電話、手紙、ファックス、メールなどでやりとりをする。同時に何人かの患者から相談を受け、そこに新たな患者からの相談が入るので、患者や家族から連絡がない日はない。

患者と家族は数多くの悩みを訴えてくる。これを裏返せば、治療法や生き方に関して患者と家族がいかに大きな不安を抱え、それを聞いてもらえる相手がいないか、ということを示している。とくに、医師が患者の深い悩みを聞く役割を果たしていない現状が容易に想像できる。話しているうちに、患者や家族が泣き出すことも珍しくない。

治療法の選択に関して、私は未来の可能性や、諸外国の治療法も含めて幅広い提案をする。これは「素人の特権」でもあり、当事者たちに希望を持たせるためである。医師の場合、医療事故や医療訴訟の可能性を恐れ、どうしても標準化された治療法しか提案しないことが多い。

精神生活に関しても、私は医師が決して言わないような大胆なことを言う。たとえば、ピンチになった男性の患者に対しては、「これまでに好きになった女性たちのことを思い浮かべなさい。そして、退院したらその女性一人ひとりに会って、どうやって口説こうかと考えたらどうか」といった具合だ。女性の患者に対しても、遠慮なく同じようなことを言う。

たいていの場合、患者の表情が思わず緩む。横で聞いている家族も決して怒ることはない。呆気にとられ、そのうちに笑い出す。あとになって「あの話が何よりの抗がん剤になった」という人たちもいる。

がんを告知され、そのうえ余命宣告までされると、人は死の恐怖に直面する。そして、あとどれだけ生きられるかとか、自分が死んだら家族はどうするのか、といったことばかり考えるようになってしまう。人によっては、自分の葬式の費用まで心配していることがある。家族も同様で、患者をがん患者としてしか考えない。患者と家族の一日一日が重苦しくなり、腫れ物に触るような状態になる。これでは患者は精神的に滅入ってしまうだけでなく、免疫力も落ちて、死期を早めるだけだろう。家族も精神的、身体的に疲れ果ててしまう。

しかし、がん患者といえども、生きている限りは、ひとりの人間に他ならない。喜びも悲しみも、希望さえ持って生きている。そのことを知ってもらい、がんを抱えながら、少しでも生活を楽しんでもらいたい――それが私の願いである。

相談の一場面

ほんの一部だが、相談の現場を再現してみよう。相手は、前立腺がんの患者、鈴木太郎さん（77歳、仮名）。PSAの数値が20以上になると、転移の可能性が高くなるが、鈴木さんのPSAは380という天文学的数値だった。

鈴木さんは07年5月に右肺と前立腺にがんが発見され、ある病院でまず右肺の摘出手術を受け、その後、肺がんの転移を防ぐために抗がん剤治療を受けた。そして、今度は前立腺がんを治療するため、医師からホルモン（化学）療法を提案されて、別の病院で治療を受け始めた。その段階で、私のところにやってきた。

男性の前立腺がんと、女性の乳がんは、それぞれ男性ホルモン、女性ホルモンの作用を受けてがん細胞が増殖する。そこで、ホルモンの分泌や働きを抑えることで、がん細胞の増殖を抑えようというのがホルモン療法だ。進行した前立腺がんでも、ホルモン療法でがんを縮小させてから、次の根治的な治療に移ることがある。

藤野　前立腺がんを治療する場合、考えなければならない要素が2つあると思います。ひとつは年齢、もうひとつはがんのステージです。もし80歳を過ぎていたら、ホルモン療法だけでもいいでしょう。治療を受けている間に本来の寿命が尽きて、がんで死ぬことはないでしょうから。しかし、ホルモン療法を続けると、肥満や骨粗しょう症（骨のカルシウムが溶け出し、もろくなる症状）などにかかるリスクがあるんですよ。それにホルモン剤は、割とお金がかかります。

鈴木　そうなんですか。

藤野　鈴木さんの年齢を考えると、完全に治す治療法を選んだほうがいいと思います。

鈴木　医師からは「今はがんの増殖をうまく抑えられていますが、2年後には薬が効かなくなるでしょう。その時は手術しますか」と言われたんですが……。

藤野　鈴木さんの年齢では、身体的負担の多い手術は避けたほうがいいと思います。

鈴木　えっ、なぜですか。

藤野　手術をすると、ほとんどの患者が尿失禁を経験します。なかには一生、オムツを必要とする人もいるんですよ。でも、心配しなくても大丈夫。放射線治療という選択肢がありますし、以前は前立腺がんに効く抗がん剤はなかったんですが、今はありますから。

鈴木　そうすると、選択肢は放射線治療ですかねえ。でも、それだと毎日病院に通わなければならないんですよね……。

藤野　そうです。しかも7週間くらいです。

鈴木　え、7週間もですか。

藤野　これはしんどいですよ。ただし、それは放射線を外側から照射する場合です。僕が受けたブラキセラピーなら治療時間はわずか1時間半ですし、多少の制約はありますが、翌日から以前と同じ生活ができます。

鈴木　それはどこでできるんですか。

藤野　あとで病院と、そこが受け入れてくれるかどうか相談してみます。まぁ、手術以外にいろいろと選択肢はありますから、とにかく不安にならないほうがいいですよ。がんと闘うには、不安になるのが一番よくないんです。

こうした相談を連日のように受け、1日に2組の患者たちと会うこともある。私の活動は、直接コンタクトを取ることができる、全国各地の医師たちのおかげで成立している。時には患者に東京に来てもらったり、地方の中心的な病院に行ってもらったりすることもある。東京や地方の中心的な病院で、治療方針や薬の処方を考えてもらい、あとは地元の病院で治療を受けてもらうことも少なくない。

誤解を避けるために繰り返しておくと、私は「がん難民コーディネーター」の活動を無償で行なっている。地方の患者に会いに行く場合でも、交通費や宿泊費などは自分で払っている。

私が相談に乗ったことがきっかけで、立ち直って何年も元気でいる患者が、謝礼を払おうとすることがある。しかし、現金や商品券を受け取ったことがない。

昔から友人、知人、会社の同僚などに頼まれて相談に乗っていたので、謝礼をもらわないのは当然の感覚だった。今では、面識のない人からも頼まれるようになったが、「あなたは知らない人だから、お金を払ってくれ」とは言えないだろう。それに、お金をもらうと、今ほど気分よく相談に乗れなくなるだろうと考えている。

ただ、私は金持ちではないので、活動資金を捻出するために貯金の一部を切り崩したり、これまで趣味で収集していたワインや焼き物のコレクションを売却したりしたこともある。

家内は初めのうち、「どうして知らない人のために、そこまでする必要があるのか」と言ったが、今では言わないようになった。救いのないがん患者や家族の切実さとつらさを理解できるようになったのだろう。もっとも、私も73歳という年齢なので、こんなことがいつまで続けられるかという思いはある。

今は半年くらいのスパンで、がんを巡る医療状況は大きく変わる可能性があり、治療の選択肢も増えてくる。後に詳しく書くが、がんとの闘いは情報戦なのだ。知っていれば死ななくて済むのに、知らないばかりに死んでいくケースが少なくないのである。医師任せにして命を預けることは、考えられない時代になっている。

第二章

難民を生み続けるこの国の医療

75万人のがん難民

がんが日本人の国民病と言われるようになって久しい。

厚生労働省が2005年10月に発表した『患者調査の概況』によれば、日本のがん患者の数は約142万人、男女の内訳は男性約79万人、女性約63万人。前回02年度の発表では男女合計で約128万人だったから、3年間でおよそ14万人増えた計算になる。今後も増加傾向は続く見込みで、日本のがん対策の中核機関である国立がんセンターは「2020年には約230万人になる」と予測している。

患者数では高血圧（約781万人）、糖尿病（約247万人）のほうが多いが、死亡数となるとがんが1位。厚生労働省が発表した07年の『人口動態統計の概況』によれば、がんによる死亡数は約33万6000人で、これは年間の全死亡数の30％余りを占める。日本人の3人に1人近くが、がんで亡くなっているわけだ。

もっとも、日本にはがん患者の登録制度がなく、正確な統計はないので、実態はわからない。一説によると患者数は300万人で、毎年、60万人ががんにかかるともいう。ついに2人に1人ががんにかかる時代になり、どの家族もがんと無関係でなくなった。しかもこの数年、肺がん、大腸がん、乳がん、子宮頸がんに見られるように、がんの発生年代は20代まで下がってきている。

こうしたなかで、近年新たに問題となっているのが「がん難民」の存在だ。民間シンクタンクの日本医療政策機構の定義によれば、がん難民とは「医師の治療説明に不満足か、納得できる治療方針を選べなかった患者」のこととされている。

同機構が06年度に1186人のがん患者を対象に行なったアンケート調査『がん患者会調査報告「がん難民」解消のために』によれば、がん患者の53％が「がん難民」であることがわかった。これから推定すると、05年段階でも75万人余りの「がん難民」がいると考えられる。この数字は、今ではさらに増え続けているに違いない。

では、なぜこれほど大量の「がん難民」が生まれるのだろうか。その背景を探っていくと、日本の医療が抱える問題点がいくつも浮かび上がってくる。

がんに限らないが、それぞれの病気ごとに「標準治療」と呼ばれる治療法がある。大規模な臨床試験によって効果が証明され、その時点で最も成績の高い治療法のことだ。

がんの場合、日本を代表する大学病院や地域がん診療連携拠点病院（いわゆる「がん拠点病院」。08年9月時点で全国に351か所）では、この標準治療を行なうのが一般的である。

がんの場合、摘出手術、放射線療法、抗がん剤やホルモン剤を使う化学療法の3つが3本柱とされていて、がんの種類ごとに学会によって治療法のガイドラインが決められている。がんの進行具合により、臓器をどの程度摘出するか、どのくらいの強さの放射線を何回照射するか、どういう種類の抗がん剤をどの程度投与するか、といった具合だ。

相変わらず手術偏重

ところが、3大療法といわれながら、手術に偏っているのが日本のがん治療の実態だ。

なぜなら、現場でがん治療に当たっている医師の多くが、かつて大学の医学部で教育を受けていた頃は、「がんの治療といえば手術」という考え方が常識だったからである。

そして、臨床の現場に出ると新しい治療法について学ぶ時間的余裕もないので、彼らは学生時代に得た知識どおりに治療に当たっていることが少なくない。

また、日本のがん治療は長年手術中心でやってきたため、放射線科医などに比べて外科医の力が圧倒的に強く、放射線治療などを提案しようものなら、それこそ医師の間で〝邪道〟扱いされかねなかったのだ。現実に、日本の内科医や外科医のなかには、放射線の知識のない人たちが多い。

例を挙げると、女性特有の子宮頸がん（子宮頸部と呼ばれる子宮の入り口に発生するがん）の治療が典型的だ。子宮頸がんは子宮体がん（子宮内膜に発生するがん）よりずっと死亡率の高いがんであり、日本では性体験の低年齢化などによって患者の年齢も20代にまで降りてきている。

この子宮頸がんに対して、アメリカ、ヨーロッパ、オーストラリアなどでは、1期であろうが、2期であろうが（がんは進行状態によって、最も軽い1期から最も重い4期までに分けられる）、ほとんどの場合、放射線治療で治している。

一方、日本では1期でも2期でも、ためらいもせずに摘出手術をしているという。一般的には子宮の入り口を円錐状に切り抜く「円錐手術」を行なうが、進行程度によっては子宮も卵巣もすべて摘出してしまう。

大きな手術をした場合、まず、排泄問題が起こる。とくに排尿の時に、絞り出すような感じになるという。さらに深刻な問題は、リンパ浮腫（リンパの流れが悪くなり、リンパ液が皮下にたまる症状）が起きて足がむくみ、ひどい場合は歩けなくなることだ。これは一生治らないケースもある。

子宮頸がん同様、男性特有のがんである前立腺がんの場合も、今や欧米では放射線治療が手術と同等になっている。それなのに日本では、いまだに手術を受ける患者が圧倒的に多い。手術のデメリットは私自身の体験として第1章に書いたとおりだ。

このように、治療法の選択は患者の以降の生活を大きく左右する。摘出手術にはリスク、デメリットが多く、それに代わる新しい治療法があるのに、医師が摘出手術にこだわれば、不利益を被るのは患者のほうだ。

西洋医学を基本にしながら、ホリスティック医療を実践している帯津三敬病院名誉院長・理事長の帯津良一先生は次のように話している。

「日本のがん医療の現場では、患者が他の治療法を希望しても、自分の得意な治療法を押しつけ、『私のやり方が嫌なら、他へ行ってくれ』と、平気で患者を突き放す医師が本当に多いのです」

外科医が〝代行〟している抗がん剤治療

そもそも日本では、放射線療法や化学療法を行なおうにも、専門医の数が医療先進国に比べても、がん患者の数に比べても、非常に少ない。

現在、日本放射線腫瘍学会認定医は575人、日本臨床腫瘍学会がん薬物療法専門医は205人しかいない（08年4月時点）。これでは、05年の時点ですら142万人もいるがん患者をカバーしきれるものではないだろう。それに十分ながん治療のできる、能力の高い放射線の医療機器を持つ施設も、まだまだ多くはない。

厚生労働省はがん治療の均てん化（各人が平等に利益を得るようにすること）を図り、全国各地にがん拠点病院の整備を進めているが、放射線療法や化学療法の専門医が一人もいないがん拠点病院がいくつもある。とくに地方の病院に目立つ。

この「地域による医療格差」については、「市民のためのがん治療の会」の代表を務める會田昭一郎氏も常々指摘している。同会は、放射線治療医によるがん患者へのセカンドオピニオンの提供などに取り組んでいる団体だ。ちなみに、會田氏もブラキセラピーによって舌がんを克服した元がん患者の一人である。

抗がん剤を使った化学療法を専門に行なう腫瘍内科医が少ないため、たいてい外科医が代行しているのが現状だが、こんなことは現実に難しくなってきた。これについて、がんの治療に関わるある医師はこう懸念している。

「外科医が腫瘍内科医のように抗がん剤を適切に使いこなせるのかどうか疑問です。最近は患者に合わせて薬の質や量を変える〝オーダーメード〟の抗がん剤治療が重要になってきています。しかし、それを行なうには腫瘍内科医でさえ高度な知識が求められます。まして、本を見ながら行なう外科医には難しいと思います」

さらにいえば、今の診療報酬体系では、〝本気で〟抗がん剤治療を行なうと病院側に赤字が出るのだという。ある総合病院の医師がこう打ち明けた。

「今の診療報酬体系では、入院の場合、がんの種類によって〝セット料金〟のように病院に入る1日あたりの医療費が決められ、できるだけ短い入院が推奨されています。だから、保険外診療の高価な抗がん剤を長期にわたって投与し続けたりすると、その枠を超えて、病院は赤字になってしまう。だから、このような治療を行なうことを躊躇するんです」

実は、アメリカには抗がん剤にもジェネリック（後発医薬品。製造方法などの特許権が切れた医薬品を、特許権を持たない医薬品メーカーがその特許内容を使って製造したもの）があり、これならば安い。ところが、どんな理由があるのかわからないが、まだ日本では普及していない。日本はアメリカから高い抗がん剤だけを買わされている。ホルモン剤も鎮痛剤も同じで、安価なジェネリックが日本では使われていない。

それに日本の医薬品は、欧米に比べて高価なことが多く、これが患者を悩ます大きな問題となる。たとえば、アレルギーの薬の「トリルダン」は、イギリスでは1錠15円程度、フランスでは30円程度だが、日本では171円とされている。

病院は儲からないかもしれないが、がん関連の薬の中には、年間で500万～600

万円もかかるものがある。承認されて間もない腎臓がんの薬「スーテント」は、年間におよそ1100万円もかかるという。

これらの薬を欧米ではいくらで投与しているのかわからないが、こうした高額の薬価は問題にならざるを得ないだろう。

「治らないから出て行ってくれ」

仮に放射線療法や化学療法を受けることができたとしても、患者が悲惨な事態に追い込まれる場面を目にすることがある。今の病院の中には、標準治療で治る見込みのなくなった患者を追い出してしまうケースがあるからだ。

患者は、治療データを渡すからどこかへ行ってくれと言われても、新たに受け入れて、積極的な治療をしてくれる病院は少ないだろう。こうした人たちが最悪のがん難民になる。

受け入れてくれる施設があるとすれば、ホスピス（終末期ケアを行なう施設）だろうが、患者はホスピスに行けと言われると、いよいよ最期が来たという追い込まれた気持ちになる。それにホスピスは緩和ケアを中心としており、積極的な治療をしないことになっている。また、3割負担で1日1万円といわれる入所費も、決して安くはない。さらに、日本ではホスピスの数自体が少ないので、結局、患者は自宅療養を強いられることが多く、本人も家族もつらい状況に追いやられる。

私が相談を受けたある肺がん患者は、東京の有名大学病院で治療を受けていたが、標準治療の手が尽きると、体の自由もきかず、声も出ない状態なのに、「なるべく早く出て行ってくれ」と通告されたという。家族は半分諦めかけながら、私に相談に来た。「もうお寺を探したほうがいいですかね」という家族の訴えが今でも耳に残っている。

乳がんにかかったある女性は、やはり都内の有名大学病院で乳房の摘出手術を受けたが、その後、がんが転移、再発して受診すると、「うちは治る患者を治す病院です。治る見込みのない患者さんには他へ行っていただくしかない」と宣告された。

四国に住む患者から相談が舞い込んだこともある。その患者は大腸がんにかかり、地元の総合病院で治療を受けていたが、やはり根治できずに転移、再発し、病院にいられなくなった。そして、わざわざ人を介して東京の私に「何とかならないか」と相談を持ちかけてきた。

これらの患者は、人間として生きていることに変わりはないのである。それでは、病院はなぜ「治らない患者」を置きたがらないのだろうか。

病院の立場からいえば、がんが転移、再発した末期がんの患者は、一般のがん患者の何倍も手数がかかる。看護師は痛みに苦しむ患者から頻繁に呼び出され、患者の病状が悪化すると担当医は家に帰ることもできなくなる。その上、治療を続ければ、先に書いたように病院は「赤字」になってしまう。

そうした患者を受け入れれば、病院経営が成り立ちにくくなるだけでなく、当然のことながら、医療スタッフから不平不満が漏れるだろう。病院経営という視点からすれば、手術をすれば利益が上がるし、治ってさっさと退院してもらえば、回転率も上昇する。

この考え方は、病院は一人でも多くの命を救わなければならないという意味では理屈が通っているかもしれない。だが、そこには、「治らない患者」を追い出し、「治る患者」だけを置いて、病院の治療実績と利益を上げたいという思惑もあるように思う。

ここに興味深いデータがある。厚生労働省が発表した、『平成17年度　地域がん専門診療施設のソフト面の整備拡充に関する研究』（厚生労働省のがん研究助成金を使った研究）で明らかになったデータだ。

そこに掲載された「年間入院がん患者数」と「院内患者死亡数」から計算すると、日本のがん医療の中心である国立がんセンター中央病院の場合、院内死亡比率はわずか3・35％にすぎない。これは各地のがんセンターの2分の1から3分の1以下という低さである。この低さには、治療水準が高いだけでなく、右のような事情が絡んでいるのではないだろうか。

国立系の病院には、一人でも多くの患者を治すことが重要な役割として求められていることは確かだろう。その一方で、「がん難民を最も多く出しているのではないか」という批判もある。

事実、追い出されて私に相談に来る患者には、国立系の病院で治療を受けていた人たちが多い。

多忙を極める病院の医師

だが、がん治療を行なっている病院や、そこで働く医師を非難するだけでは、がん難民の問題は解決しない。

医師も過剰労働を強いられているからだ。大学病院を含め、大病院の医師ほど患者の数が多く、多忙を極めている。それがもたらした必然的な結果が「3時間待ちの3分間診療」だ。

国立がんセンター中央病院の場合、若い医師はたいてい2年で他の病院に転出していくという。あまりにハードワークであり、その割に給料が安いからだといわれている。彼らの多くは国立がんセンターでの勤務を〝修行〟と捉え、そこに勤務し続けることは考えていない。経験を積み、国立がんセンター出身という箔をつけ、より高い給料を得られる他の病院に移るのである。確かに国立がんセンターの役割は、若い医師を養成することにある。

これはがん治療の現場に限った話ではない。

私の知り合いに女性の産婦人科医がいるが、彼女から話を聞いているとさすがに同情を禁じ得ない。妊娠した女性は同性の産婦人科医を望むことが多いので、それだけでも女性の産婦人科医は多忙になりがちだ。

3交代制が取り入れられている看護師は休むことができるが、主治医制度に縛られる医師はそうはいかない。出産が間近に迫って妊婦が入院すると、明け方の出産が多いので、家に帰ることはできない。出産後に問題が起きたりすると、時には何日も病院に泊まり込まなければならない。ろくに生理休暇も取れないのだ。

「まともに家に帰れないので、妻として、母としての役割が果たせません。夫が同じ医師の場合はまだ理解がありますが、それも子供が生まれるまでのことです。結局、子供を持つと病院を辞めざるを得ないのです。また、女医の場合、更衣室が同性の看護師と同じであることが多く、下着のことまで噂話のネタにされてしまうので、そういう気苦労も絶えません」

この産婦人科医の言葉は、女医のつらい立場をストレートに表現している。同様の事態が日本中の病院の、多くの診療科で起こっている。だから、病院に医師が定着しにくく、資金のある医師はさっさと病院を辞め、開業医になっていく。

05年に厚生労働省が行なった調査によれば、総合病院の常勤医の勤務時間は、労働基準法による法定労働時間の週40時間を大幅に上回る週平均70・6時間に達している。あくまでも平均なので、それを上回る勤務時間の医師も多い。ちなみに、開業医の場合は平均55・2時間で（同調査）、欧米の病院常勤医の場合は40〜50時間程度となっている。

「私の労働時間も週70時間を超え、体力、気力とも限界に近い状態です。正直なところ、今の状態では新しい治療法や薬について学ぶ時間も気力もありません」

ある中堅総合病院に勤務する医師はそう訴える。週1日、「研究日」が設けられているが、収入を補うためにアルバイトに充てられているのが実態だともいう。

人の命を預かる職業でありながら、当直の場合、夜中でも絶えず呼び出しがあって、その状態のまま翌日の診療に当たる。これは睡眠不足のパイロットが飛行機を操縦するようなものではないだろうか。医師の多忙は患者にとって危険きわまりない。仮に患者と話をするだけでも、睡眠不足のために苛ついていれば、患者にぶっきらぼうな態度を取ってしまうことがあるはずだ。

こうした状況にある病院の現場は、医師一人ひとりの善意と使命感で成り立っている面が大きい。だが、それはいつまでも続くものではない。現場の医師の中には「開業か死か」と真顔で言う人までいる。

すでに医師の過労死や過労自殺は社会問題になっている。07年の1年間で、過労死や過労自殺による労災や損害賠償が認められたケースが6件あったと報道されているが、この数字は氷山の一角ではないかと見られている。

こうした事態を改善するため、政府は「骨太の方針2008」に「医学部の定員を早急に過去最大程度まで増員する」という方針を盛り込んだ。だが、医学部の定員を増やしても問題は解決しないだろう。

まず、学部を卒業するのに6年、臨床研修を終えるのに2年かかるので、今から定員を増やしても、最初の入学者が臨床医として現場に出るのは早くても8年後だ。医学部の定員増加が今の事態の改善に効果があるとしても、それが期待できるのはまだまだ先の話なのである。

「骨太の方針２００８」はもうひとつ、重要な事実を見落としている。それは、医師の絶対数が足りないのではなく、地域の医療の中心となる大病院に医師が足りない、という事実だ。医師が大病院に定着しないという環境を変えない限り、いくら医学部の定員を増やしても「医師不足」の解消に大きな効果は期待できない。

では、大病院の医師不足を解消するためにはどうすればいいか。それには２つの方法がある。

まず、医療費の抑制ばかりを図らないで、人命を尊重することだ。道路を造ったり、イージス艦を買ったりすることも必要かもしれないが、国民の命を守れない国は、国の基盤が壊れている。ちなみに、世界各国の公共事業費と社会保障費を比較すると、イギリスの社会保障費は公共事業費の9倍、ドイツは7倍、フランスは3倍、アメリカは2・5倍だが、日本は0・6倍。他の先進国とは逆に、社会保障費より公共事業費のほうが多いのである。

日本の国民医療費は年間30兆円。これを対ＧＤＰ（国内総生産）比でみると7・2％で、先進30か国が加盟するＯＥＣＤ（経済協力開発機構）のなかで19位という位置にある。ここには国民の命に対する国の考え方が反映されている。

また、もうひとつの方法は、大病院を去った開業医たちを何らかの形で地域医療に活用することだ。もちろん最新の治療法について再教育を受けてもらう必要はあるだろう。だが、基本的知識という土台はあり、しかも治療経験が豊富なので、一から医師を養成するよりも戦力になるのは早い。

病院勤務医の多忙と、病院の医師不足という問題を解消しない限り、がん難民は生まれ続けるだろう。

患者の顔を見ない医師

がんの治療に関わる病院の医師が多忙を極めていることは、当然、患者にとって大きな不利益となる。

アメリカから来た医師が、日本の医療現場について、次のように言ったのを聞いたことがある。

「われわれは医療スタッフ同士で冗談を言ったりして、まあまあ余裕を持って治療しているが、日本の医療現場はギリギリの状態で働いている。スタッフ同士は必要最低限のことしか言わないし、冗談を言う余裕などないね」

同じ科のスタッフ同士の交流さえ十分ではないのだから、診療科の間の連絡業務が滞っていることも少なくない。大病院で治療を受けている患者から、

「他の科へ行けと言われて行くと、別の病院に行ったみたいで、何も連絡が取れていないんですよ。心細い思いをしました」

というような話を聞かされることが多い。

がん患者は誰でも死の恐怖に直面し、不安を抱えている。だから、体調のちょっとした変化にも敏感に反応し、どう対応したらいいか聞きたがる。家族も同様だ。患者や家族は、病状や治療法についてだけでなく、精神的な悩みや、社会生活上の問題についても医師に打ち明けたいし、相談に乗ってもらいたい。

そのためには、患者と家族がどういう人生や生活を送ってきたかという基本的なことがらについても話し合い、医師と患者や家族の間に相互理解を深める必要がある。時間

をかけた話し合いがあって初めて信頼関係が築かれ、納得のいく治療が成立するだろう。ところが、医療現場に余裕がない今のような状態では、それはほとんど不可能だ。

今の医師は診察時に患者の顔を見ないことが多い。時間的、精神的な余裕がないことに加え、医療現場のIT化が進んだために、医師は検査データや患部の画像が映し出されたモニター画面を見ている時間が多くなっている。心理的プレッシャーに耐えかねてなのだろうか、余命宣告の際に患者の顔を見ないこともあるという。

また、多くの患者は、「医師に質問をすると露骨に不機嫌な顔をされて、ろくに答えてくれない」という。今日の検査の目的は何か、今の薬はどういう効果が期待され、どういう副作用があるのか。医師はこういった重要な質問にすら答えようとしないのだ。これは、とくに国立系の病院の医師に見られる傾向のように思われる。過重労働で余裕をなくしているせいもあるが、「医師は患者の上に立つもの」という意識があるせいではないか。

そもそもアメリカなどと違って日本の医師は、学生時代に患者とのコミュニケーションの方法を学んでいない。

こういう状態なので、患者は医師に気を使わざるを得なくなり、病院に行くたびに余計なストレスを背負わされる。これが重なると、病院に行くこと自体が嫌になってしまう。こんな精神状態で前向きにがんと闘えるはずがない。

私が相談を受けたある乳がんの患者はこう言っていた。

「不安に駆られて医師にいろいろと質問をしても、親切に答えてもらえず、医師に対する不信感を募らせました」

ストレスを抱えている患者が転院したり、医師を替えたりして、新しい医師が患者とのコミュニケーションに積極的だと、患者のストレスは解消され、精神的に楽になる。

ある食道がんの患者は、都内の総合病院で摘出手術を受けたが、再発の不安に怯えていた。しかも、病院の対応が事務的で冷たいので、いつも家族に愚痴をこぼしていたらしい。ところが、前述の帯津三敬病院に通い始めると、嬉しそうな表情で家族にこう言っていたという。

「先生やスタッフが温かく接してくれるので、病院に行くのが楽しみになった」

医療側に余裕があるかないかが、患者の精神面と、がんと闘う意欲に大きな影響を与えるようになる。医療側はこのことをもっと認識してほしいものだ。

医療裁判が医師を萎縮させている

一方、患者の側にも問題がある。不信感の裏返しとして、医師の責任を追及しすぎる姿勢のことだ。

医療事故が頻繁に報道されるようになったため、治療がうまくいかなかった時、医療ミスを疑ってかかる姿勢が患者の側に強くなっている。それまで医師に萎縮し、十分なコミュニケーションが取れていなかっただけになおさら、患者が死亡すると、家族はため込んだ不満を爆発させるように医療側の責任を追及し、医療裁判を起こす気になる。

もちろん、手術の際に体内に器具を置き忘れた、患者を取り違えて手術をした、誤って点滴に消毒液を注入した、薬の量を誤った——といった、明確な医療ミスによる事故の場合は、問題にするのは当然だ。

しかし、そうした不注意のケースを別にすれば、患者側は医療に完璧はないと理解しておいたほうがいいだろう。そもそも人間の複雑な体を相手にする医療には、常にリスクがつきまとう。人間がやることなので少々の判断ミスは付きものだし、医師の説明や予測どおりに進展しないこともある。とくにがんの治療には予測できない面がある。

がんの治癒率は年々高まっているとはいえ（現在、5年生存率は約50％）、まだまだ死亡率は高い。世界最先端の医療を駆使しても治癒は不可能という状態の患者もいる。また、完璧な医療が行なわれたとしても、本人の体自体がもたないこともある。にもかかわらず、家族が医療ミスを疑ってかかるケースも少なくない。

そうした姿勢は患者側にも不利益をもたらす。

今、医療裁判が数多く起こっていることで、医療側が萎縮する傾向が強まっている。

私の知っている外科医がこう語っていた。

「患者の病状が悪化した時、リスクはあるけれども治る可能性もある思い切った治療を施そうとスタッフに提案すると、『先生、逮捕、逮捕』と言って首を横に振るんですよ。それをやってうまくいかず、万が一患者が死亡したら、遺族から訴えられて、逮捕されてしまうという意味です。そうすると、私たちの医師としての生命は終わります。だから、どうしても躊躇してしまい、ありきたりの治療に終始します」

インフォームド・コンセントに則り、患者側に治療法のリスクと可能性について十分に説明し、了解を得る時間があればいいが、緊急を要する手術の場合には、そうはいかない。結局、医師は治す可能性を事実上、放棄してしまう。

それによって最終的に不利益を被るのは、もとより患者自身である。

医師が最善の努力を払うことが前提だが、患者も医師を信頼しないと、治療が成立しない。そして、医療は万能ではなく、医師も全能者ではないと知り、結果を受け入れることも必要だ。

もうひとつ問題になるのは、「モンスター患者」の出現である。医療知識もないのに身勝手な要求をしたり、医療スタッフに暴言を吐いたり、暴力を振るったりする患者が増えている。ある機関の最近の調査では、70%以上の医療スタッフが、患者やその家族の暴言・暴力の被害を受けているとされている。

医師といえども、ひとりの人間に他ならない。自分を人間扱いしてくれない相手を、人間扱いするのは難しいだろう。一方的に萎縮するのも感心しないが、高圧的な態度をとるばかりだと、我が身に不利益が降りかかる。互いに相手を人間として尊重し、自然に接し合える関係が理想だろう。

しかし、手術偏重のがん治療という現状とは別の試みをする医師や、患者の立場を第一に考えた治療法を選択しようとする医師も現われ始めている。私の活動は、そうした医師たちの善意と熱意がなければ成立しない。

そもそも私が「がん難民コーディネーター」のような活動ができるのは、金銭的なメリットがないのに、病院が受け入れたがらない患者の面倒を見てくれる医師たちのおかげである。そういう医師たちがいなければ、正直なところ手も足も出ないだろう。善意と使命感、正義感で動く医師たちを見ていると、しみじみと頭が下がる思いをする。

その反面、患者につらい思いをさせる医師がいることも確かである。

ある日の夕方の遅い時間に、女性の患者から「(私の家の近い私鉄の)駅まで来ているから、ぜひ会ってほしい」と電話がかかってきた。行ってみると彼女は、

「病院でひどいことを言われたから、家に帰れなくなったんです……」

と言って涙ぐんだ。

第三章

がん難民の「生還報告」

本書では患者や家族の声を紹介するが、その証言の客観性を高めるために、インタビュー及び原稿作成は藤野氏ではなく『週刊ポスト』編集部が行なった。彼らがいかにがんと闘い、その過程で藤野氏がどういう役割を果たしたか——。実際に「生還」した方だけでなく、お亡くなりにはなられたが「余命宣言」よりも、長く、充実した時間を家族とともに過ごせたと家族が証言された方のケースもあわせて紹介する。

乳がん患者・Aさんのケース

福島県に住むOLのAさん（40歳＝年齢は08年9月時点のもの。以下同じ）は、03年暮れに、乳首から茶色い分泌液が出たことをきっかけに受診し、乳がんが発見された。翌年腫瘍部分をくり抜いて摘出する手術を受け、そのあと会社の昼休み時間を利用するなどして、県内の総合病院で放射線治療とホルモン療法を受けた。

乳がんに対するホルモン療法の場合は、がん細胞の増殖に関係する女性ホルモンの産出を抑制することを目的とする。閉経前と閉経後で薬はまったく違うが、Aさんの場合は、内服薬と同時に注射薬を使用した。

ところが、この注射は保険が適用されなかった。Aさんの負担は月に2万5000円から、多い月には3万～4万円になった。この額は、まだ独身で将来に不安を持つAさんにとっては重い負担となり、そのため食事を切り詰めることまででした。

2年後、女性ホルモンを抑える注射を打つ必要はなくなったが、内服薬は最低でも5年間は飲み続けなければならないので、生理は来なかった。

Aさんが当時を振り返る。

「いつか結婚して子供も欲しいと思っていたのに、生理が来ないので不安になりました。そんな最中、同僚の同世代の女性が乳がんで亡くなったんです。もの凄くショックを受け、改めて〝がん＝死〟であることを意識し、本当に怖くなりました」

さらにその直後、再び乳首から茶色い分泌液が出てきたのだ。県内の総合病院で検査を受けたところ、再発が疑われ、乳房を全摘出する手術を提案された。

「最初に乳がんが疑われ、検査のために乳房のシコリを取る時ですら、乳房を切ることに女性としてかなり抵抗がありました。切る決心をしてから、家の鏡の前に立って自分の姿を見ながら、『切れば傷が残り、元には戻らない。しかも、がんかもしれない』と思うと、涙が溢れ出てきたほどです。

大きく切るのが嫌で放射線治療とホルモン療法を続けてきたのに、今度は全摘出しないと駄目だと言われ、さらに大きなショックを受けました」

そんな頃、Aさんは人を介して藤野氏のことを知り、相談を持ちかけた。すでに手術の日程が決まっていた06年の秋だった。

藤野氏はAさんの病状と治療歴を聞いた上で、同じ摘出手術といっても、全摘出以外に乳首を残す温存手術もあることなどを説明した。今、がんの治療法には一昔前と違ってさまざまな選択肢があることをよく知らなかったAさんは、藤野氏の説明に驚いた。

藤野氏がAさんを東京慈恵会医科大学附属病院に連れて行き、検査をしてもらったところ、やはり再発と診断されたが、幸いにも全摘出しなければならないほどではなく、温存手術で大丈夫だろうと言われた。Aさんは県内の総合病院の手術をキャンセルし、慈恵医大で温存手術を受けた。

手術後はホルモン療法を続け、07年9月に詳しい検査を受けたが、がんは再発していなかった。女性ホルモンの産出を止めているので、ホットフラッシュ（顔がのぼせたり、火照ったりすること）のような更年期障害に似た症状は出ているものの、体調は悪くなく、以前と同じように会社勤めを続けている。

「手術のあと、藤野さんは『温存手術で済んでよかったね』と一緒に喜んでくれました。藤野さんに会う前は死の恐怖でいっぱいだったのですが、会ってからは何度も電話やメールで『医学は日々進歩しているから、大丈夫、大丈夫』と励まされ、支えになってもらいました」

そのAさんが強い調子で訴えるのが、病院と医師に対する不信感だ。

「最初に県内の総合病院で放射線治療を受ける前、自分でもがんのことや治療法についてインターネットなどで調べました。知れば知るほど不安になり、医師にいろいろと質問したのですが、いかにも嫌々ながら説明するという感じでした。再発の兆候が出て病院に駆け込んだ時も、医師は触診だけで『大丈夫、何の問題もありません』と言い、詳しい検査をしてくれませんでした。結局、別の病院で検査を受け、再発であることがわかったのです。

慈恵医大で温存手術を受けることになり、医師から『直前に県内の病院で受けた検査結果を借りられませんか』と言われ、電話で問い合わせた時の対応もひどいものでした。『前例がないので貸せません』と断わられたのです。『命がかかっているのに、どうしてできないのですか』と再三食い下がり、あちこちに電話をたらい回しにされた末、ようやく最後の最後に検査結果を出してくれました」

06年6月に「がん対策基本法」が成立した際（施行は07年4月）、付帯決議には〈セカンドオピニオンを受けるために必要な診察状況を示す文書やデータ等の提供について、患者の求めに応じて迅速かつ適切に対応するよう、医療機関に周知徹底を図ること〉と書かれている。

そのため、今ではデータの提出を渋ることはなくなったが、不運なことに、Aさんが県内の病院で治療を受けていた当時は、医師や病院によって対応がかなり違っていたのである。

Aさんがしみじみと話す。

「藤野さんに聞いたら、全摘出しても温存手術をしても、再発のリスクはそれほど変わらないということでした。でも、女性の気持ちとしては、乳房を少しでも残せるものならば残したかったのです。私は温泉に行くのが趣味で、全摘出を覚悟した頃には『周りの視線が気になるだろうから、もう温泉には行けない』と諦めていたのですが、温存手術を選択したおかげで以前と同じように、週に1回は近所の温泉に行っています」

もし全摘出を選択していれば、Aさんは温泉に行けなくなっていただけでなく、女性として深い挫折感を味わわされ、それを背負って生きていかなければならなくなったかもしれない。Aさんの体験は、治療法の選択次第でその後の人生の質が大きく変わってしまうことを物語っている。

肺がん、前立腺がん患者・B氏のケース

都内に住むB氏（77歳）は、2007年春、「嫌な感じの咳と痰」に悩まされていた。5月になってたまたま大阪を訪れた際、旧知の医師に診てもらったところ、右肺や前立腺にがんがあることがわかった。

そこで、同月下旬、関西地区の大病院に入院して詳しい検査を受けた。医師からは「肺がんと前立腺がんを同時に治療するのは危険だ。そこで、まずは肺がんの手術を行ない、それほど進行していない前立腺がんの治療はあとに回しましょう」と言われた。

B氏が当時を振り返る。

「前立腺がんを検査したところ、PSAの値が300以上ありました。医師から『正常値は4以下で、こんな数値は考えられない』と説明されましたが、正直、数字の意味がよくわからず、しかも前立腺がんの治療はあとでいいと言われていたので、その時はさほど心配していませんでした。それでも、万が一のことを考えて遺書めいたものを書き、息子には『心の準備はしておけ』と言いました」

家族はB氏が遠からぬ先に死を迎えるのではないかと思ってうろたえ、涙を流した。

とくに必死だったのが長女だ。

「父が最初に携帯電話のメールでがんにかかったと知らせてきた時には、会社で仕事中だったのに、泣き崩れてしまいました。そのあと、病院に聞いた話では肺がんはステージ3(がんが表面だけでなく細胞内部にも浸潤し、転移が認められる段階。4段階中軽いほうから3番目の段階で、いわゆる進行がん）だというし、自分でがんに関する本を読んで、PSAの値が20以上だと高リスクの患者に位置づけられることを知り、本当に心配になりました。親友の母親も末期がんで亡くなっていたので、とにかく手遅れになってはいけないと必死でした。心配で、心配で、神様に祈るような気持ちでした」

07年6月上旬、B氏は右肺の摘出手術を受けた。

その後、肺がんの転移を防ぐためと、摘出しそこねたかもしれないがんを抑えるため、6月末から9月中旬までの間に3回入院し、抗がん剤治療を受けた。医師からは「肺がんの治療は終了です。次は前立腺がんを治療するためホルモン療法を行なおうと思います」と提案されたが、B氏は自宅のある東京で治療を受けることを希望した。

その段階で、長女が藤野氏に相談を持ちかけた。

藤野氏はPSAの値を聞き、内心では「これは大変だ」と思ったが、患者が不安を感じるのが一番よくないと考え、「大丈夫、心配するな」と励ました。そして、すぐにB氏に東京慈恵会医科大学附属病院を紹介し、ホルモン療法を受けることにした。

同時に藤野氏が提案したのが、免疫力を高めるための代替医療だった。代替医療とは

「現代西洋医学領域において、科学的未検証および臨床未応用の医学・医療体系の総称」（日本補完代替医療学会の定義）のことで、西洋医学の限界を補い、超えるものとして、鍼灸など伝統的に行なわれてきた治療法や、食事療法など幅広い内容が含まれる。「桁外れのPSAの値を考えると、西洋医学の治療だけでは十分に対応できないだろう。最後に勝負を分けるのは免疫力だ」と考えたからだ。これは、代替医療の効果を疑問視しがちな一般の医師からは出てこなかったと思われる選択肢だといえる。

藤野氏はB氏に、ホリスティック医療の第一人者である帯津三敬病院の帯津良一名誉院長・理事長を紹介した。帯津三敬病院では、西洋医学を基本にしつつ、漢方や鍼灸、気功などを取り入れた治療を行なっている。さらに、藤野氏が独自に作成した生活習慣などの心得「免疫力をつけるための10か条」（第4章参照）も実践してもらった。

こうした総合的な治療を受け始めると、PSAの値は劇的に下がっていった。B氏も驚きを隠さない。

「最初にホルモン療法を受けた翌月には100以下になり、年末には10台、今年2月には3以下、4月以降は1以下になっています。もう嬉しくて、検査結果が出るたびに娘に電話をかけました」

もっとも、医師からは「PSAは驚異的に下がったが、安心してはいけません。2年後ぐらいに再発する可能性もあります」と警告されている。

「しかし、これだけ下がったことを思えば、藤野氏さんに会えたことはまさに地獄に仏のような思いでした。温泉旅行にも出かけていますし、顔色もいいので、周囲からは『本当にがんなの？』と聞かれるくらいです。

がん患者や家族の悩みは多様です。藤野さんは私たちの声に辛抱強く耳を傾け、『大丈夫、大丈夫』と励ましてくれます。また、藤野さんの活動を支える医師の方々にも感謝しています。はっきりいって、リスクの高いがん患者を診ることは、それほど彼らにとってメリットがあるとも思えません。藤野さんと医師の方々の活動の中に身を置くと、何か『善意の輪』のようなものを私は感じます」

将来がんが再発した時、B氏はまた藤野氏に相談するつもりでいるという。藤野氏に出会うことで、がんと闘う前向きの姿勢ができたようだ。

肺がん患者・C氏のケース

都内で飲食店を営むC氏（75歳）は、2006年10月頃、原因不明の咳に悩まされ、翌月、都内の総合病院で精密検査を受けたところ、右肺にがんが見つかった。「腺がん」という種類の肺がんだった。

年が明けた07年1月、C氏は医師に言われるままに開胸手術を受けた。事前の説明では「手術時間は4～5時間の見込み」と言われていたが、手術開始の1時間半後、別室で待機していた家族、親族が呼ばれ、執刀医のもとに連れて行かれた。

医師はこう宣告した。

「胸を開けてみると、肺を包む胸膜と肺の下の横隔膜の間にがんが無数に転移していることがわかりました。あまりに多すぎて、取り切れませんでした。余命は1年です」

C氏の妻が振り返る。

「医師から、『半年ほどは抗がん剤治療をしますが、そのあとは趣味のグラウンドゴルフやカラオケのような、好きなことをさせてあげてください』と言われました」

C氏の死がすぐそこにやってきているかのようだった。家族は、C氏本人には余命1年と宣告されたことはなかなか伝えられなかった。

C氏の妻はすぐに、たまたま店の客だった藤野氏のことを思い浮かべたが、「相談するのはおこがましいのでは」と躊躇した。だが、諦めきれないC氏の次女が藤野氏を頼り、泣きながら電話をした。

藤野氏はすぐにC氏の家を訪ね、妻と次女をこう励ました。

「余命1年と言われたことを本人に伝えて、自覚させたほうがいい。その上できちんと手を打てば、もっと長生きします」

一家にとって、それは力強い言葉だった。

「そう言われただけでも希望が湧き、本当に救われました。その後、いつもそうなのですが、藤野さんの朗らかな笑い声には本当に元気づけられます」(妻)

さらに藤野氏は、C氏のがんに非常に効力のある抗がん剤があることなどを説明し、世界的なレベルにある専門の腫瘍内科医・高野利実氏(帝京大学医学部附属病院腫瘍内科講師）が診療に来ていた東京共済病院を紹介した。

藤野氏が話すことは、C氏一家にとってどれもこれも初めて聞く話だった。そもそも手術を受けた病院には専門の腫瘍内科医がいないので、適切な抗がん剤治療を受けられるかどうか、わからないということだった。

C氏は、初回は藤野氏に付き添われて東京共済病院を訪れ、07年2月から7月まで抗がん剤治療を受けた。同時に、藤野氏のアドバイスにより代替医療も受け、藤野氏が勧める免疫力を高めるライフスタイルも取り入れた。

こうした治療が功を奏し、2か月後には腫瘍マーカーの値が下がり始め、精密検査でも転移は見つかっていない。がんは完治したわけではないが、うまく活動が抑えられている状態だ。

C氏は余命1年を宣告されたとは思えないほど元気で、07年5月には夫婦、長女一家の5人で北海道旅行も楽しんだ。今も週に1回老人クラブでグラウンドゴルフやカラオケを楽しみ、好きな日本酒も毎日2合飲んでいる。07年のゴールデンウィークに町内会の仲間と温泉に行った時には、あまりに元気だったので、「本当にがんなのか」と不思議がられたほどだった。

C氏の妻がしみじみと語る。

「藤野さんからは『私は余命半年と言われて、4年以上、元気で生きている人たちを知っています。仮に今の治療がうまくいかなくなっても、他にいくらでも手はあります』と励まされています」

C氏が余命1年と宣告されてから、この11月ですでに1年10か月。余命という「統計的な確率」を超えて、C氏は元気に生き続けている。

腎臓がん患者・D氏のケース

北陸地方に住む芸術家のD氏（75歳）は2006年暮れ、自宅近くの総合病院で受けた検査で腎臓がんが見つかった。その時に医師からは、「転移は認められないが、切らなければ半年ももたない。切ったあとは週に3回は人工透析を受けなければならない」と治療方針を説明されたという。

「一瞬、頭の中に死がよぎりました。仮にがんが治ったとしても、人工透析を受けなければならない。知り合いに人工透析を受けている人がいて、彼が『本音を言えば、透析は受けたくない』と言っているのが印象に残っていましたし、透析を受けない日も体調が悪いそうです。もしそんなことになったら、生き甲斐である作品作りを続けられなくなると思い、本当にショックでした」

家族もショックで言葉が出なかった。

D氏は長年の友人である藤野氏に電話をかけて相談した。藤野氏はすぐにD氏のもとを訪れ、こう励ました。

「医師がどう言おうが、あなた自身が切りたくないなら切らなくてもいい。手術以外に抗がん剤治療、放射線治療もあるし、薬もどんどん新しいものが出てきています」

D氏は藤野氏に相談する前から「切らない」と決めていたが、藤野氏の言葉に勇気づけられたという。

「とくに『がんが治らなくても抑えればいい』という言葉には非常に力づけられました」

D氏は藤野氏と一緒に手術を勧めた医師を説得し、07年1月から抗がん剤治療を受け始めた。藤野氏は「しつこいくらい」（D氏）に電話をかけてきて、「歩いてください」「水を飲んでください」「体を冷やさないでください」などと盛んに生活習慣に関するアドバイスを送った。いずれも免疫力を高めるための方法だ。

2年近くたった今でも、がんはうまく抑えられており、D氏は2週間に1回通院して治療を受けながら、毎日、朝から晩まで作品作りに励んでいる。

「自分でも不思議に思うくらいに元気なのですが、今でもふと死のことが脳裏をよぎることがあります。しかし、腎臓を摘出し、人工透析を受ける羽目になり、作品作りができなくなっていれば、もっと精神的に落ち込んでいたでしょう」

D氏の妻も「主人がやりたいことをやっている姿を見ていると、本当に切らなくてよかったと思っています」と話す。

D氏は不安が頭をもたげるたびに、友人の気安さから藤野氏に電話をかける。

「そうすると、藤野君はいつも『今の薬が効かなくなっても、次々と新しい薬が開発されているから大丈夫。毎日毎日、世界中から新しい情報が入ってきている。心配ありません』と励ましてくれます。あの朗らかな笑い声でそう言われると、本当に安心できるんですよ」

がんを抱えながらも、単なるがん患者にはならず、芸術家として人生を全うしたい。その夢に向かい、D氏は日々生きている。

食道がん患者・E氏のケース

埼玉県に在住し、65歳まで流通関連企業の役員を務め、退任後も70歳まで相談役として週に1度会社に通っていたE氏（享年73）は、69歳だった2003年4月、最もがんが進行したステージ4（いわゆる末期がん）の食道がんであることがわかった。都内の総合病院の医師からは「切らなければ1年ももたないでしょう」と言われ、翌月、手術を受けた。

後にE氏に放射線治療を施すことになる東京慈恵会医科大学附属病院放射線治療部診療医長の青木学医師によれば、「ステージ4の食道がんだと、手術後2年でも7割の方が亡くなり、しかも手術後は食事も取りにくくなって、免疫力が低下します」という。

ところが、E氏は手術から4年以上も生き延びた。しかもその間は、ベッドで寝たきりになっていたわけではない。がんと闘いながらも、家族や親戚とゴルフや旅行に出かけ、趣味の油絵も楽しんだ。その余生は生きる喜びに彩られていたのである。

E氏は03年の1月末から、音の出ない、空気だけのような嫌な感じの咳に悩まされ続けた。それが1か月以上続いたので、都内の総合病院で検査を受けたところ、ステージ4の食道がんが見つかった。

E氏の長男が振り返る。

「医師は最初から手術を前提に話をしていましたし、僕らも『がんといえば手術』と思い込んでいました。ただ、父は切らずに済むものなら切りたくないと考えていました。僕もインターネットで調べたところ、食道を切ると胃が食べ物を処理しきれなくなり、『つい昔の感覚で食べると胃の中に入りすぎて、胃が破裂しそうになるほどのたうち回った』といった体験談が出てきたので、悩みました」

そんな時、E氏一家の相談に乗ったのが藤野氏だった。E氏と藤野氏は以前、仕事上の付き合いがあった。

藤野氏は、「今は手術以外でも放射線治療、抗がん剤治療などもあります」「食道がんで手術しなくても10年生きている人もいます」といったことを説明し、「安易に手術を選択しないほうがいい。セカンドオピニオンを聞いたほうがいい」とアドバイスした。

「それまで医師の言うことは絶対だと思っていたので、がんは切らなくてもいい時代になっているという説明に驚きましたし、自分たちがいかに知識がなかったかを痛感しました」（長男）

E氏は前述のB氏と同じく、藤野氏から帯津三敬病院の帯津良一名誉院長・理事長を紹介され、診てもらった。そうしたところ、帯津氏からも「がんの位置から考えると、切っても予後がよく、長生きできる可能性がある。私でも切ります」と言われた。帯津氏はもともと外科医で、本格的にホリスティック医療に取り組む前は食道がんの専門家だった。

その帯津氏からも手術を勧められて決心したE氏は、最初にがんであると診断した都内の総合病院で手術を受けた。肋骨を外し、患部を切除し、胃の一部も切り取り、胃を引っ張り上げて残りの食道とつなげるという大手術で、手術時間は8時間にも及んだ。手術後、医師からは「食道のがんだけでなく、リンパ節に転移していたがんも取り切れました」と説明されたが、E氏と家族の不安は尽きなかった。

「ステージ4だと手術をしても、5年生存率は20％程度だと聞いていました。また、これはあとで知ったことですが、父と同部屋だった患者さんが、手術後、半年以内に2人も亡くなったのです。転移、再発の恐れがあるので、手術が成功しても安心はできませんでした」(長男)

そんな不安を抱えるE氏一家に、藤野氏は「最善を尽くしましょう。がんと闘うためには免疫力を高めることが大切なので、代替医療を受けてみてはどうですか」と提案した。

それを受け入れ、E氏は手術の2か月後から帯津三敬病院に通い始め(当初は1か月に1回、1年後からは2か月に1回)、約20種類の漢方薬をブレンドした薬を処方してもらい、毎食後に飲み始めた。

E氏の妻が話す。

「私も最初は〝漢方薬なんて効くのかしら〟と疑っていましたが、今では感謝していま す。主人は最初の総合病院の対応には愚痴をこぼすこともありましたが、帯津先生のことはとても信頼していましたし、スタッフの方も温かく接してくれるので、病院に行くことが次第に楽しみになり、帰ってくるといつも晴れ晴れとした表情をしていました」

E氏は手術後しばらく、食べたものが食道を通らず、詰まっては吐き出すことを繰り返すつらい日々を続けていた。手術前は58キロあった体重が、手術後は10キロも落ちた。

ところが、帯津氏のもとに通い始め、藤野氏が勧める「免疫力をつけるための10か条」を実践するうちに少しずつ体力を回復していった。

手術後しばらくは猪口1杯ぐらいだった食事も、1年後には普通に1膳食べられるようになり、好きなビールも毎晩コップ1杯は飲めるようになった。

「父は手術から1年後には、趣味のゴルフを再開するまで体力が回復しました。もともとシングルプレーヤーでしたが、僕とプレーした時はさすがに以前ほど飛びませんでした。それでも再びゴルフができるようになったことがよほど嬉しかったのか、『おい、一緒に記念撮影をしよう』などと言っていました。

仕事の第一線を退いてから始めていた趣味の油絵も再開し、時には自分で車を運転し、家の近くの河原に絵を描きに行っていましたし、親戚と温泉旅行も楽しんでいました。手術の2年後には私の弟に子供が生まれ、『がんになって諦めていた孫の顔を見ることができて、本当によかった』と嬉しそうに話していました」

それでも、たまに体調が悪くなると、弱気になって落ち込んだ。そんな時、E氏は藤野氏に電話をしていた。

「そのたびに藤野さんからは『大丈夫、人はそんなに簡単には死にませんから』と、時には家にまで来てくれて、父も勇気づけられていました」(長男)

手術から3年近く経った06年3月、右側の鎖骨の内側にがんの転移が見つかり、5週間にわたって慈恵医大病院で放射線治療を受けた。その後は新たな転移は認められなかったが、1年あまり経った07年5月、再び気管と骨にがんの転移が見つかった。

この間、藤野氏はE氏が検査を受けるたびに報告を受け、E氏一家に代わって医師と対応策について相談した。

残念ながら、その甲斐なく2度目の転移発覚の2か月後、E氏は容態が急変して亡くなった。

「主人が亡くなった時は、すぐには現実のこととして受け止められませんでした」

そう言って、E氏の妻は言葉を詰まらせ、涙ぐんだ。

だが、E氏が末期がんであることを告知されてから4年以上生き延び、人生を楽しんだことを思い、こう語るのである。

「主人は幸せな時間を過ごせたと思います」

長男も同じ思いだ。

「もし藤野さんに相談していなければ、父は1年ももたなかったかもしれませんし、一緒にゴルフをすることもなかったでしょう。藤野さんには感謝しています」

白血病などを除けば、今も進行したがんは抗がん剤で根治しない。だとすれば、いかに死の可能性と共存しながら、人生を有意義に送るかが大切になってくる。その意味でE氏は「いい死に方」、すなわち「いい生き方」をしたのかもしれない。

前立腺がん患者・F氏と藤野氏の「往復書簡」

藤野氏は患者と直接会って話をするだけでなく、頻繁に電話、ファックス、メール、手紙などでやりとりをしている。

以下、ある患者との往復書簡を紹介しよう。

藤野とは旧知であるF氏（75歳）は、2008年4月、前立腺がんにかかっていることがわかった。PSAは当初4000という天文学的な値を示し、ホルモン療法を受け始めると1か月後には40台に下がったが、それでも非常に高い値だった。がんはすでに周囲の骨にも転移し、医師からは「多発性骨腫瘍」と診断されていた。

往復書簡はその頃交わされたものだ。

◆F氏から藤野氏へ

〈四週間に一度、ホルモン注射（リュープリン）と投薬で通院していますが、他に何もすることがないようです。どこかを切るとか、部品を替えることもせず、このまま様子を見て行くようです。26日、ＰＳＡは40台でした。

ついに来たかという思いですが、目下落ち着いており、落ち込むことなく、悲嘆することなく、後悔（病気のこと以外は後悔ばかり）もほどほどで、周章狼狽する事無く、間もなく来るであろう最後の時を、冷静に迎えようと考えています。どこまで、いつまで冷静にいられるかはわかりませんが、最後まで「普通に生きる」つもりでいます。

（注・旧知の友人２人から）「まず何をおいても藤野さんに相談する」よう勧められ、私自身それが正しいと思いますが、お医者さんのことや治療のことは、もうこれで良いと思っています。それより「限られた命をどう生きるか」きっとあとから迷いも生まれるだろうと、その時は相談させていただきます。お忙しいこと、分かっていますので、お返事などご無用に〉

◆藤野氏からF氏へ

〈お手紙を拝読して、失礼ながら呆れはてています。小生は貴兄を論理的思考と理性的判断のできる、筋道のとおった人物だと思ってきました。多くの人に慕われるお人柄にも、好感を持っていました。しかし現在の貴兄の文面からは、前立腺がんが末期的であることを知って、まともな思考能力も判断力も失った人間の姿しか読みとれません。貴兄は心静かに死んでいきたいと書かれていますが、前立腺がんでは、安らかに死ぬことはできません。

小生はこれまで、前立腺がんで亡くなったふたりの人を見てきました。ひとりは八〇代前半で、もうひとりは七〇代後半でしたが、ふたりとも寝返りもうてない激痛に苦しみぬいて死んでいきました。骨盤に転移したがんは、やがて大腿骨や前腕骨にも転移します。どの段階かで患者は起きあがれなくなって、寝つくようになりますが、そうなってからでも、半年やそこらの短期間で死ぬわけではありません。貴兄が理解されていないことは、家族もまた長期間にわたって、夜も眠れないほどの苦しみを味わうということです。小生は苦しみぬいて人生の最後を迎えるのは、あまり望ましいことではないと考えます。

いまの貴兄に必要なのは、自分の病状を正確に把握し、どんな治療法があるのかを探ってみることではないですか。がん患者のなかには、がんにかかったことを知った瞬間、「もう死んでもいい」と思ったり、いったりする人たちがいます。しかし、これは深刻な不安や絶望感の裏返しにほかなりません。本気で死んでもいい人間なんか、いるはずがないでしょう。現在の医療状況で、どのような対策が可能かを話し合いたいと思います。そのときは、ご家族といっしょに話せるようにしてください。がんに対する戦いは自分ひとりでなく、家族の理解と協力があってはじめて、有効な結果に結びつきます。

以上の文章を的確に理解されることを願っています。ご連絡を待っています〉

この往復書簡のあと、藤野氏はF氏夫妻に会い、新しい治療薬や痛みを抑える薬が次々と開発、認可されていることを具体的に教え、免疫力をつけるための生活上のアドバイスも送った。

ホルモン療法の効果は劇的で、ＰＳＡの値は正常値の４以下にまで下がり、今では通院以外はほぼ普通の生活を送っている。

第四章

がんを生きる、がんと生きる——患者と家族へのアドバイス

がんとの闘いは情報戦だ

がんとの闘いは情報戦である。

がん患者とその家族は、まずこのことを肝に銘じてほしい。

今、がんをめぐる医療状況は半年経っただけで大きく変わる可能性がある。私は国内だけでなく海外の医療機関、研究機関からも情報を取り寄せているが、連日、新しい治療法についての報告が入ってくる。大袈裟でなく、がんの治療法は日進月歩どころか分進秒歩だ。

進行したがんを一挙に治療する魔法のような治療法は開発されていない。しかし、治療法の選択肢はひと昔前に比べて飛躍的に増えている。適切な治療法を取り入れれば、たとえ完治しなくても、がんと共存しながら余命を延ばし、天寿を全うすることもできる。

ところが、日本の場合、医師の言いなりになる患者があまりに多い。アメリカから来た医師が、「日本の標準治療のレベルは非常に高いが、がん患者のレベルは非常に低い」と話していたが、そのとおりだろう。この医師は、「『先生にお任せします』といって、自分の命を他人の判断に託すのは、信じられない姿勢だ」と言ったのである。

がんの治療をオーケストラの演奏にたとえれば、指揮棒を握るのは医師でなく、患者自身である。患者自身が指揮棒を振り、各楽器を担当する演奏者として、がんの治療に関わるあらゆる医療スタッフ──内科医、外科医、放射線科医、腫瘍内科医、麻酔科医、看護師に自分の意志を伝えるべきなのだ。

そのためには患者自身が、自分のがんと治療法について、幅広い情報を仕入れておく必要がある。知識があればその時点で最善の治療を受けることができるし、必要以上にうろたえることなく、冷静に対処することができる。新しい治療法の可能性を知っていれば、それが日の目を見る時まで生き抜こうという意欲も湧いてくる。

第1章で書いたように、私は前立腺がんが発見された「2度目のがん体験」の時、医師の勧める摘出手術でなく、当時の日本では先端的治療法だったブラキセラピーを選択して根治することができた。それが可能になったのも、私自身が幅広い情報を持っていたからだ。

肺がんが疑われた「1度目のがん体験」の時にも、2つの大病院が手術しようと言ったのに、3つ目の病院に行って肺がんでないことがわかり、今日まで35年以上も事なきを得ている。この時、病院側の説明に納得できない点があることにこだわったのが良かったのである。

「市民のためのがん治療の会」の代表を務める會田昭一郎氏も言っている。

「私がブラキセラピーで舌がんを根治させた時、周囲からは『運が良かったな』と言われましたが、命の問題は運がいい、悪いで片付けるべきではありません」

自分と家族を守るのは情報だ。とりわけがんの場合、最初の処置が極めて重要だ。臓器の摘出手術を受けてしまえば、あとから「こんな治療法があったのか」と知っても遅いのだ。失われた臓器は二度と戻ってこない。

北海道がんセンター院長の西尾正道先生も言われるように、「がんでは最初の治療がすべてを決定」するのである。また、東京大学医学部附属病院放射線科の中川恵一先生は、「がん治療には、敗者復活戦はありません」と言われている。

手術に限った話ではない。放射線療法にしろ、抗がん剤を使う化学療法にしろ、最初の処置を誤ると、取り返しのつかない事態になりかねない。

日本の患者はあまりに無知だ

そもそもがんを告知された患者はうろたえるし、説明に時間をかけたがらない医師は、患者から治療法について詳しく質問されることを好まない。いきおい患者は萎縮し、どうしても医師の言いなりになってしまう。

車やパソコンや高価な家電製品を買う時のことを思い浮かべてほしい。セールスマンや販売員の勧める商品を無条件で買う人は少ないはずだ。普通は多かれ少なかれ、性能、使い勝手、デザインなどについて検討する。住宅を買う場合となればなおさらだ。

ところが、専門的なことは素人の自分にはわからないと決めつけているのか、病気については「医師にお任せ」という人が多い。

「あなたに説明してもらって初めて、手術以外の選択肢があることを知りました」

「がんの治療法がそんなに進化していることを知って驚きました」

「そんな薬があるなんて、医師からも説明されませんでした」

患者や家族は、たいてい、私の説明を受けてびっくりする。

治療法の選択は、自分や家族の命に関わる〝買い物〟であり、車や住宅などよりはるかに重要だ。無知であっていいはずがないし、医師の言いなりになっていていいはずがないのだ。

では、情報はどこから仕入れればいいか。

情報収集というと、今はインターネットを利用する人が多い。確かにネットは手軽に情報を集められるし、他のメディアよりもいち早く最新情報が掲載されるという長所がある。

しかし同時に、ネットの情報には信用できないものも多いし、すでに使われていない治療法も掲載されている。「この病院のこのお医者さんはいい」といった掲示板やブログの情報を、そのまま鵜呑みにするのも危険だろう。その病院が宣伝のために一般の患者を装って書いている場合もあるからだ。

私が相談を受けた患者の中で、事情を知っていればまず行くことのない病院にかかり、ひどい目にあった人たちがいた。そんな病院にかかった理由を聞くと、「ネットで調べたら、評判がいいようだったから」という答えが返ってきた。

このようにインターネットの情報は玉石混淆だ。もし利用するなら、最低限、情報の発信源が信頼できる機関なのか、掲載されている情報はいつの時点のものか、といったことを確認する必要がある。

私がお薦めする信頼度の高いサイトは次のようなものだ。

■国際医学情報センター　http://www.imic.or.jp/
■国立がんセンター　http://www.ncc.go.jp/jp/
■日本製薬工業協会　http://www.jpma.or.jp/
■メディカルトリビューン　http://www.medical-tribune.co.jp/
■日本ホスピス・緩和ケア研究振興財団　http://www.hospat.org/

一方、新聞やテレビの情報は一般的すぎて、いざという時にはあまり役立たない。それよりは、がんについて書かれた本を読んだほうがいいだろう。ただし、2年以上たった書物は、原則的に内容が古くなっていると考えるべきである。

定期刊行物としては、『がんサポート』（エビデンス社）という月刊誌が、新しい有用な情報を提供している。毎号、特集が組まれているので患者によっては非常に役立つだろう。

想像以上に役立つのが、実際にがんにかかった人やその家族の体験談だ。治療法に関して最新情報が得られなくても、がんといかに向き合ったらいいかという根本的な姿勢について自然と学ぶことが多い。

ひとりの医師にすべてを託すな

医師は患者から治療法について詳しく質問されることを嫌がると書いたが、06年6月に成立した「がん対策基本法」の付帯決議で、患者には病状や治療法について医師に質問する法的な権利が保障されている。遠慮したり、萎縮したりする必要がなくなったのである。

かといって、いたずらに「権利」「義務」を前面に押し出すと、すでに書いたように患者と医師の間に信頼関係は築けない。相手を尊重したうえで、聞きたいことをよく整理しておいてから、質問するようにしたいものである。

適切な治療を受けるには、何より医師を信頼すべきなのだが、だからといってひとりの医師にすべてを託してはいけない。医師も生身の人間なので知らないこともあるし、判断に迷うこともあるからだ。次々と医師を替える〝ドクター・ショッピング〟は治療の責任があいまいになるので望ましくないが、別の専門的治療や緩和ケアを受けたければ、他の施設や医師を探すしかない。

ところが、がん患者はひとりの医師に全面的に頼り切ってしまう傾向が強い。私が患者たちに、「今の治療では成果が上がっていないから、他の医師にも診てもらったほうがいい」と勧めても、「あの先生は非常にいい人だし、父親ががんになった時も診てもらったから……」などと言って抵抗する人たちが少なくない。

そういう患者を相手にした時は、「命がかかっているのだから、義理で考えるべきではない」と家族に説明して、判断してもらうことにしている。患者本人より客観的立場にいるので、冷静な判断を下せるからだ。

ちなみに、がん患者はとくに初回はひとりで診察を受けたり、検査結果を聞きに行ったりしないほうがいい。必ず配偶者、家族、親戚、友人などに付き添ってもらうべきだ。患者は動揺して、重要なことを聞き逃してしまうことが意外に多い。その点、第三者ならば医師の話を冷静に聞けるし、比較的的確な質問ができるからだ。

がんは静かに死なせてくれない

がんを告知され、その上余命宣告を受けると、「もう死んでもいい」と口にする人は多い。それと正反対に見えるのが、悟ったかのように「自分は静かに死を受け入れる」などと言う人たちだ。

しかし、そういう人から相談を受けると、私はまず次のように言う。

「いくらあなたが望んでも、がんは静かに死なせてくれない。何もしなければ、苦しんで、苦しんで、苦しみ抜いた末に死ぬことになります」

「死んでもいいなどと言っている人の相談に乗って、治療法を提案し、医師を紹介することなどできません」

もちろん、今はがんの痛みの90％を緩和できるから、そんなに苦しまなくてもいい時代になっている。しかし、患者自身が病気を抑え込んで、楽しく生きていこうという意志を持たなければ、どんな治療も奏功しない。多くの患者を見ていると、感情や意志がいかに病状に反映されるかが手に取るようにわかる。

そもそも本気で「死にたい」「死んでもいい」と思っている人は、私のような者のところに相談に来ない。立ち入って聞いてみると、どの患者も、一日でも長く生きたいと考えていることがわかる。

痛みに苦しんで、「早くあっちに行きたい」と言っていた患者でも、痛みさえ除ければ、「もうあっちへ行きたくなくなった」と笑顔で言うようになる。ここには人間らしい真実があるように思われる。

がん患者はとくに生きることへの欲求、一日でも長生きしたいという思いが人一倍強い。今年の春は桜が咲くのを見ることができた。来年も見られるだろうか。いや、来年も見たい――がん患者は切実にそう願う。その思いが前面に出てきた時、初めてがんと闘う姿勢が整う。

もうひとつ、がん患者や家族に共通するのは、何でもかんでもがんに結びつけてしまうことである。朝起きて、どこかに違和感や痛みがあると、すぐにがんが悪化したのではないかと考える。しかし、健康な人でも日によって頭が痛かったり、調子が悪かったりすることがある。つまり、身体的な異変を感じる日があるのは、生きている人間にとってありきたりのことなのだ。

何でもがんに結びつけるのは、無理もない心の動きだが、意識的に「がんのせいではない」と考えて、別のことに注意を向けるようにしたい。

自らを責める心理

がん患者とその家族には独特の心理状態がある。

「なぜ、自分はがんになってしまったのか」「なぜ、家族をがんにしてしまったのか」と悩み、その原因を過去の自分の生き方に求めて、自分を責めるという状態だ。

長年、煙草を吸い続けてきたから肺がんになってしまった。長年、酒を飲み続けてきたから食道がんになった。なぜ悪い習慣だと自覚しながら、改められなかったのか。自分は意志の弱い人間だ……と、自分を責めてしまうのだ。

家族は家族で、なぜ強引にでも止めさせなかったのかと自分を責めてしまう。とくに子供ががんにかかってしまった場合の親がそうだ。病気にしろ、事故にしろ、事件にしろ、幼児を亡くした親は「なぜ我が子を守れなかったのか」と自分を責めるが、その感覚とよく似ている。

なかには、合理的な因果関係のないことまでがんと結びつけ、自分を責める人もいる。

これまで忙しさにかまけて家庭を顧みなかったのがいけなかったのではないか。妻に優しくしてこなかったばかりか、あの時、浮気をしたのがいけなかったのではないか。子供のことを妻に任せきりにして、寂しい思いをさせてきたのがいけなかったのではないか。仕事が行き詰まった時、正面から立ち向かわず、酒や賭け事で憂さを晴らしてきたのがいけなかったのではないか……。

自分の人生のあり方を反省するうちに、〝あの時のあれがいけなかった〟と、まるで罰が当たったかのような感覚を持ってしまう。

こういう時に、下手に慰めてみても効果はない。健康な人間ががん患者を慰めると、逆に反感を買って、「自分の苦しさをわかってもらえない」と思われてしまうことが多い。

だから、私は「生まれた時からがんになる運命だったと思うしかない」と言うことにしている。突き放すような言い方に感じるかもしれないが、がんになったことも含め、これが自分の人生なのだと受け止め、現状を肯定してもらいたいというのが私の思いだ。実際、「そう言われてほっとした」と言葉を返されたことがある。

自分を責めて、悔いを残しながら死んでいくのは、決して「いい死に方」ではない。家族をがんで死なせたのは、自分のせいだと、自分を責め続けていくのも決して「いい生き方」ではない。

患者を普通の人間として扱え

余命宣告を受け、死の恐怖にさらされた患者をどう支えていくか。これは患者本人だけでなく、家族、親族、友人にとっても重要な問題だ。

私が相談を受けた患者のなかに、医師から「余命半年」と宣告され、激しく落ち込んで、胃潰瘍にまでなった人がいた。その人に対し、私はこう言って励ました。

「みんなが治そうというのに、そんな精神状態では治りませんよ。いい方法がいっぱいあるのに、そんなに追い込まれた心境になる理由がわかりませんね。気持ちを楽にして、病気と向き合えばいいじゃないですか」

地方に住む患者の家族から「いよいよ死にそうだから、もう一度会ってやってくれ」と連絡を受けたことがある。私は医師でも宗教家でもないので、そんな段階で行ってもしょうがないのだが、家族の気持ちを考えて会いに行った。

「そんなに簡単に〝あっち〟には行けないから、大丈夫だよ。あんたよりもっと重い人が助かっているんだから」

と言って、打つべき方法を具体的に提案してきた。そして、

「こうすれば良くなるから、ベッドに自分で上がれるようになったら、次の方法を考えようじゃないか」

と言い聞かせて帰ってきた。

その患者は結局亡くなったが、のちに家族から、

「あなたの話を聞いた時から、息子は穏やかな心境になりました。そして、意識がなくなる瞬間まで、穏やかなまま過ごしてくれました」

という手紙をもらった。

医師の余命宣告より、ずっと長く生き延びるケースはいくらでもある。というより幸いなことに、私がこれまで接触した患者で、医師の余命宣告どおり〝まじめに〟亡くなった患者は一人もいない。

家族の反応などを考慮して、医師は短めの余命宣告をするのかもしれない。しかし、生きている人間には、何が起こるかわからないので、余命はそんな簡単にはわからない。

もっとも、患者や家族のほうに、余命を聞きたがる傾向があることは確かだが……。

ただし、がん患者はとくに敏感なので、健康な人間に「大丈夫だ、治るよ」と言われても、逆に「自分はこんなに苦しんでいるのに、いい加減なことを言うな」と反発されるだろう。そこで、

「この状態をしのいだら、次にはこういう治療法がある」

「近いうちに新しい治療法が普及するし、新しい薬も承認されるから、気持ちを大きく持っていこうじゃないか」

と、具体的な提案を示すようにする。

目標ができて希望が湧いてくると、患者は前向きな気持ちになる。そのためにも、家族など周囲の人間は常に新しい情報を仕入れる努力を払っておくべきだ。

ただし、「頑張ろう」といってストレスを与えたり、食欲がないのに無理に食べさせたりしないほうがよい。患者に自然体で病気に対応させるのが、最も望ましいように思われる。

しかし、家族はどうしても患者を腫れ物のように扱いがちだ。痛みに苦しむ患者を前

にすると、どうしていいかわからなくなるのも、無理はないだろう。

家庭や周囲の人間が心配しすぎると、逆に患者の精神的な負担になる。患者は「自分のせいで家族をこんなに苦しめている」と、自分を責めてしまうのである。がん患者は、たとえ口にはしなくても、心の中では「家族に心配をかけて申し訳ない」と思っている。

患者に対しては、極力「普通の人間」として接するのがいちばんいい。私も患者に会う時には、深刻な顔をせず、くだけた口調で話しかけ、冗談も言うし、笑いもする。

がん患者も、痛みさえなくて、意識が痛みばかりに集中しなければ、喜びや悲しみの感情もあり、希望も持つ人間にほかならない。だから、家族も患者をこれまでどおりの家族の一員として扱うべきだろう。もちろん、細やかな注意を払う必要はあるが、過剰に心配すると、病気に悪く作用しかねない。

私は患者自身にも、「正常な人間」として生きていくことを意識させるためにさまざまなことを言う。とくに後期がんで寝っぱなしになった患者には、意表をつくような話をすることにしている。

寝ついた患者の頭からは、どうしても「がん＝死」という定式が離れない。それに対立するのは「性＝生」という定式ではないだろうか。患者が生に執着する限り、性意識を失うことはないはずである。

人間は何歳になっても異性意識を失わない。がん患者も激しい痛みさえなければ、「普通の人間」として異性を意識するだろう。だから私は、たとえ家族が横にいようと、患者に対して軽口を叩く。

「エッチなことを考えると元気が出ますよ」

「これまでに好きになった女性のことを思い浮かべて、その人とベッドインする場面を想像したらどうですか」

「奥さんはまだ若いのだから、退院したら、奥さんと月に何回セックスしようかと考えてみたらいいんですよ」

患者が女性ならば、「好きな男性に抱かれる場面を想像し、退院したらどうやって誘惑するかを考えてみましょう」などと言う。

少々品のない励まし方かもしれないが、患者の心にこびりついている「がん＝死」という定式を揺すぶるには効果がある。なかには立ち直って、

「あんな時に、エッチなことを考えろといわれたのが、何よりの抗がん剤になりましたよ」

という患者もいるのである。

患者に関心のある話題や、趣味に関する話題も悪くはない。

「まだ行ったことのない海外の釣り場で、今まで釣ったことのない大きな魚を釣る場面を想像したらどうですか」

「今年のプロ野球はどのチームが優勝しますかね」

医療関係者は、いくらなんでもそんなことを言うわけにはいかないだろう。しかし私は患者に残り時間を少しでも楽しく過ごしてもらい、病気の回復にいい影響を与えたいと願って、あれこれ言うようにしている。

患者の家族にも必要な「心のケア」

2300年以上前にギリシアの哲学者プラトンが唱え、デカルトの世紀に大きく飛躍した「心身二元論」以来、西洋の科学と医学は「人間の心と体は別のもの」とする考え方に立脚してきた。そこでは体は「機械」と考えられている。そのため、医療関係者には、病人を壊れた機械のように考える人が多いように思われる。いずれにしろ、患者の心の問題に立ち入る医師は少ないし、また一人ひとりの心に立ち入っていたら、とても治療は成立しないだろう。

しかし、病気と心の問題を切り離して患者に対応することはできない。死の恐怖に直面し、生き方、死に方について考えざるを得ないがんの場合、単に体にアプローチするだけでは不十分なのだ。

患者の「心のケア」に注力している医師の一人である、帝京大学医学部附属病院腫瘍内科の高野利実医師は、次のように述べている。

「がん難民を本当に救うには、患者さんにむやみに治療を提供するのではなく、人間にとって死は避けられないということを、まず納得してもらわなければなりません。医師が患者さんの心に寄り添って一緒に不安を受け止め、生老病死（生まれること、老いること、病気になること、死ぬことという、人間にとって避けることのできない４つの体験）の現実と医学の限界を踏まえ、患者さんが荒海の中を自力で泳ぐのを、ささやかにサポートすることが必要だと思います。希望、安心、幸福……こういったものこそ医療の本質です。

ですから私は、仮に有効な治療法がなくなっても、患者さんを突き放すつもりはありません。がんになるとどうしても、病気や治療のことしか考えてはいけないという狭い考えに陥りがちです。そのため、もう有効な治療法がないと医師に言われると、患者さんは絶望してしまいます。しかし、よく考えれば、病気や治療はあくまでも人生の一部にすぎず、他にも楽しみがあるはずです。患者さんにはそれを探してもらい、医師である私は、そんな患者さんを最期まで看取りたいと願っています」

高野先生には、私が紹介した何人かの患者を診てもらったことがある。そのうちの一人だった料理店の店主は、末期の肺がん患者で、ピンチに追い込まれた。それでも高野先生は、死を迎えるに当たって店主が自分の人生を振り返る作業に付き合ってくれた。

高野先生はこうも語っている。

「これまでたくさんの患者さんの最期を看取ってきました。死を不幸と決めつけてしまえば何も残りませんが、幸せな最期というものはやはりあると思います。それを背負うのは患者さんとその家族ですが、それを少しでもサポートするのがわれわれ医師の仕事だと思っています」

患者の家族にまで心を配る医師に出会って、私は涙が出るほど感動した。

岡山大学大学院医歯薬学総合研究科の那須保友先生は、切迫したがん患者に自分の携帯電話の番号を教えて、「夜中でも明け方でも、いつでも連絡してくれ」と伝えている。当然、医師は昼夜を問わない献身的な対応を迫られる。那須先生は、

「それでも夜中に連絡してくる患者は、あまりいませんね」

と言っているが、患者や家族にとって、こんなに心強い支えはないだろう。

「心のケア」に関してもうひとつ理解しておくべきことがある。それは、時には患者の家族こそがそれを必要としている、ということだ。

がんの場合、患者本人がつらいだけでなく、看病をする家族も身体的、精神的に疲弊する。私が相談を受けたケースでも、家族がうつ病、もしくはそれに近い状態になっているケースがあった。そういう時は「あなたがまず心療内科に行き、治療してもらうべ

きだ。あなたがそんな状態だと、患者に悪く作用する」とアドバイスする。

看病に疲れてきたと感じたら、迷わず患者を一時、施設か病院に入れて、家族は休むなり、心療内科に通うなりしたほうがいい。がんとの闘いには、家族が一体となって取り組むしかない。家族が元気でいてこそ、患者は闘うことができる。

痛みを取ることが闘いの第一歩

「痛みさえなくて、痛みに気を取られなければ、がん患者も正常な人間だ」と、繰り返し書いてきた。痛みの問題は、それほどがん患者にとって深刻だ。

ここで痛みの問題について少し詳しく書いておこう。

がんのように重篤な病気の場合でも、医師は痛みを取ることを重要な問題として考えない傾向がある。その根底には、痛みで死ぬことはないという考えがあるらしい。

がんの場合、がんと診断された時点ですでに30%の患者が痛みを感じており、がんが進行すると60~80%の患者が痛みに苦しむといわれている。これだけ多くのがん患者が痛みに苦しんでいながら、これまで日本では、患者を痛みから解放しようという考え方が一般的にならなかった。なぜだろうか。

まず、患者自身に「がんとは痛む病気であり、痛みに耐えるほかない」という思い込みがあったようだ。

痛みを訴えるのはみっともない、家族など周囲の人たちに余計な気苦労をかけたくないという思いも強かったのだろう。痛みを治してもらおうとすると、余分な経費がかかるのではないかという懸念、気遣いもあったに違いない。何しろ葬式の費用まで心配する患者もいるくらいなのだ。また、病状が改善するのなら、少々の痛みや苦しみを我慢するのは当然だと考える人も少なくないようである。

さらに、医師や看護師に痛みや苦しみを訴えても、「しばらく様子を見ましょう」というような、消極的な反応しか返ってこないことが多いという事情もある。これまでのペインクリニック（痛みを取り除くことを目的とした治療）は、主に末期がんの患者に対して行なわれてきたため、痛みを緩和する治療を受けると、患者には「自分もいよいよ最期の時が近づいてきた」という恐怖心が湧いてくる。こうして患者は、ひたすら痛みを耐えるしかない方向に追い込まれてきたのである。

一方、医療側もがんの痛み、治療の合併症や副作用への対応にはあまり積極的ではなかった。これを好意的に考えれば、病気の治療に関心が集中してきた結果かもしれない。

しかし、何より医師が患者の痛みや苦痛に無関心だったこと、痛みに対応する方法が知られていなかったことが大きいだろう。ごく最近まで、日本の医科大学や医学部で、痛みの緩和に関する講座を持っていたところは20%にも満たなかったのだ。

さらに、ペインクリニックを担当する麻酔科医が、数年前までは約5000～6000人しかいなかったという事情も大きかった。たとえばアメリカでは3万数千人だ。人口比を考えても、日本の麻酔科医は少なすぎる。しかも、日本の麻酔科医は昼も夜も手術に追い回されているので、患者の痛みに対応する時間的余裕がない。さらに、日本ペインクリニック学会の学会員は4000人ほどしかいないし、専門医の資格試験に通った医師は、そのうち1500人弱しかいない（08年5月末時点）。

このような状態なので、一般の臨床医のペインクリニックに対する知識は今も十分でないことが多く、なかには鎮痛剤を使うとがんが悪化するとか、習慣性になって効かなくなると思い込んでいる医師もいる。これがいかにとんでもない誤解であるかは、少しでも勉強すればわかることだ。

ＷＨＯ（世界保健機関）は１９８６年に「モルヒネ使用量でその国の緩和ケアのレベルがわかる」と発表した。ところが、日本のモルヒネ使用量はカナダやオーストラリアの10分の1、アメリカの7分の1、フランスの4分の1と、医療先進国では最低レベルだ。日本のがん患者の数を考えると、少なく見積もっても現状の10倍程度の使用量が必要だろうといわれている。

日本のがん患者は、これだけ不当に苦しんできたというしかない。

しかし、何といっても、医療側に「痛みを取ることは病気の治療にとって意味がない」「痛みだけで人は死なない」といった〝思い込み〟があったことが大きい。

現在、こうした〝思い込み〟が完全な誤りであることがはっきりしている。患者の痛みを取ることが病気に対抗する第一歩であることがわかってきたし、激しい痛みが免疫力を抑制することも明らかにされてきた。痛みがなければ、患者は余裕を持って抗がん剤などによる治療を受けることができるし、結果的に寿命が延びると指摘する欧米の医学者の論文も発表されている。

仮に痛みを取ることが「医学的に無意味」だとしても、それはイコール「患者にとって無意味」だということではない。患者を一人の人間として見れば、痛みを取ることが大きな意味を持たないはずがない。

患者は「痛みを伝える努力」が必要

私の経験でも、痛みを取った患者の病状が好転したケースが数え切れないくらいある。最も劇的だったのは、大腸がんにかかった76歳の女性のケースだった。鼻に酸素の管をつけた彼女は、家で布団に横になったきりで、私の顔を見ると、

「早く〝あっち〟へ行きたい」

と言うばかりだった。幸い彼女の家の近くの病院に、緩和ケアを専門とするエキスパートナースがいたので、彼女の痛みに対処してもらうよう依頼してきた。

エキスパートナースとは、臨床経験を8年以上積み、国家試験を通った看護師に与え

られる資格で、襟元に「EN」というバッジをつけている。国家試験は難関で、合格率は2割程度だ。

エキスパートナースに依頼して帰ったわずか2日後に、彼女の家から電話がかかってきた。

「布団から起き上がってテレビを見ている。ご飯が美味しくなって、元気が出てきた。トイレにも一人で行っている」

その声がとても病人の声に聞こえないほど張りがあったので、私はてっきり声質の似ている娘さんからの電話だと思った。ところが、本人だったので、私はびっくりした。

「やっぱり、あっちへ行きたいですか」

と冗談ぽく聞くと、彼女ははっきりと答えた。

「もう、行きたくなくなっちゃった」

そもそも痛みや苦しみがないのに、「あっちへ行きたい」などと思う人間などいるはずがないのだ。ただでさえがん患者は、さまざまな不安、恐怖、苦悩、孤独感に打ちひしがれている。そのうえ痛みがひどければ、患者の意識はもっぱら痛みに集中し、他のことに関心を持つ余裕も、考える気力もなくなってしまうだろう。さらには夜も眠れないで食欲もなくなるので、病気に立ち向かう意欲がどんどん減退する。

たとえ治療を受けていても、これではいい結果が生まれるはずがなく、悪循環に陥っていくばかりだろう。

それどころか、うつ状態になりかねない。実際、乳がん患者を中心とするがん患者の多くがうつ状態になることが知られている。

現在の日本では、年間に3万人以上の自殺者がいる。あまり知られていないが、その内訳を見ると、がん患者の比率が非常に高いという。この事実を患者の家族と医療関係者は、重く受け止めるべきではないだろうか。

今日では、ペインクリニックの進歩により、がんの痛みの95％までが解消できる時代になっている。そして、すでに書いたように痛みを取ることが患者の免疫力を増強し、がんを抑え込む力になることが証明されている。

しかし、ペインクリニックの技術を生かし、ＱＯＬ（生活の質）の高い生活を送ろうとすれば、患者の側にも自覚と知識が必要だ。

患者の側にまず必要なのは、「痛みを我慢することに何のメリットもない」と自覚することである。

もうひとつ、早い段階から痛みを治療するほうが治りやすい、ということも知っておくべきだ。痛みを感じたらすぐに手を打ってもらえば、活力が出て、がんの治療にもプラスになり、症状も改善される。

幸い、「がん対策基本法」の付帯決議には次のように書かれている。

〈緩和ケアについては、がん患者の生活の質を確保するため、緩和ケアに関する専門的な知識及び技能を有する医療従事者の育成に努めるとともに、自宅や施設においても、適切な医療や緩和ケアを受けることができる体制の整備を進めること〉

今でも、患者に痛みを訴えにくいと思わせる病院があれば、病院側に問題があると考えたほうがいいだろう。

一方、患者の側にも知識が必要だ。

がんの治療同様、ペインクリニックでも、患者の側に積極的に参加しようとする姿勢があるほうが効果は上がる。そのためには単に痛みを訴えるだけでなく、吐き気、眠気、便秘といった、普段と変わった症状が起きた時に、医療側に的確に伝える必要がある。痛みで眠れないなら、そのことをはっきりと伝えるべきだ。遠慮がちに伝えて、睡眠剤を処方されて終わりというのでは、何の解決にもならないだろう。

痛みの伝達は口で言うほど簡単ではない。とくに食道がんや咽頭《いんとう》がんで声が出なくなった患者は、筆談が必要になるのでさらに難しい問題になる。

痛みを伝えるポイントは、「どこが痛いのか」「いつから、どんなふうに痛くなったのか」「どのくらい痛いのか」をできるだけ正確に伝えることにある。痛みの表現としては「ズキズキする」「刺されるように痛い」「おろし金ですられるようだ」「ハンマーで叩かれているようだ」「締めつけられるようだ」……など、実感的な表現がいい。

今では痛みの性質や段階を、5段階や10段階で評価する「チャート」や、痛みについて聞き取る方法をまとめた「プロトコル」を持つ病院が増えてきた。非常に歓迎すべきことだと思われる。

免疫力をつけるための10か条

第1章に書いたように、私は前立腺がんを克服してから、がんに関する欧米の本を何冊か翻訳した。そのひとつが、『ガンに打つ勝つ患者学　末期ガンから生還した1万5000人の経験に学ぶ』だ。

原著の著者、アメリカのグレッグ・アンダーソン氏は、「余命1か月」と宣告されながら肺がんを根治したが、その過程で末期がんから生還した何万人という患者がいることを知った。そこで1万5000人もの生還者の話を聞き、がんに打ち勝つための共通した原則があることを発見した。

その原著に掲載されているものや、免疫力を高めるために国内外のがん拠点病院で実施されているものを私なりにまとめたのが、次の10か条だ。私はこれを相談に訪れる患者と家族に渡し、実践することを勧めている。

①朝起きた時を手始めに、1日にコップ8杯（2リットル）の水を飲む
②玄米を食べるか、玄米の粉を食後に摂る
③野菜、納豆、ナッツ類を食べる
④1日何度か散歩をするなど手足を動かす
⑤ぬるめのお湯に20～30分間つかる
⑥体を冷やさない
⑦1日に何度かへそのあたりを温める
⑧どんな時間帯でも眠い時にはしっかり睡眠を取る
⑨がん細胞を打ち砕くイメージを持つ
⑩医師の発言や検査結果に一喜一憂しない

根拠について簡単に説明しておこう。

「水を飲む」「手足を動かす」「湯船につかる」「体を冷やさない」といったことは、世界的な免疫学者として知られている新潟大学大学院医歯学総合研究科の安保徹教授も、

常日頃から提唱していることだ。水を飲むのは、水分がないと免疫力が働かないとされることによっている。ぬるめのお湯への入浴、体を温めることなどは、副交感神経を刺激し、がんと闘うリンパ球を増やす作用をする。

とくに運動の効果についてはもはや常識だ。08年5月に開催された全米臨床腫瘍内科学会でも「定期的な運動を続けることで、がんの再発率が半分以下になる」と発表されている。定期的な運動とは、1週間に合計して3時間の散歩のことだ。心臓の力で動く血液と違って、リンパ液は筋肉を動かさないと循環しない。

日本人にがんが増えている原因のひとつは、動物性タンパク質と脂肪を多く摂取する欧米風の食事が増えたせいだといわれている。とくに「レッドミート」といわれる牛肉、豚肉、羊肉などの食事に偏ると、がんの発生率が高くなるとされている。

「がん細胞を打ち砕くイメージを持つ」はいわゆる心理療法で、アメリカの有名な治療機関である「サイモントンがんセンター」が以前から取り入れ、効果を実証してきた。

今、がんに限らず、さまざまな病気の治療に患者の心理面が大きく影響することが科学的に解明されつつある。たとえば欧米では、下半身が麻痺した患者に自分が歩いている場面を想像させる。これを繰り返させると脳の部位が刺激され、次第に下半身を動かす新たな神経回路ができるという。

日本でもこうした心理療法の効果が認められ、今では東京・築地の「国立がんセンター中央病院」でも心理療法を取り入れる動きがある。

心理療法の一環として「医師の発言や検査データに一喜一憂しない」ことは非常に重要だ。検査結果が悪ければ誰でも落ち込むが、その気分を引きずっていると、身体的にも悪い影響が出て、免疫力を高めるために何より大事な気力を奪ってしまう。

この「10か条」の根本は、「がんが発生した体内環境を変えよう」という考え方だ。がん治療に関わる医師の中には、いまだに、体質や体内環境が変わるといった考え方を否定する人たちがいる。細胞の質は、そんなに簡単に変わらないというのである。

しかし、がんが発生した理由がわからない以上、患者は少しでも積極的な気持ちになれる方法を取り入れるべきではないだろうか。何もしないで医療だけに頼っていたら、医師の余命宣告どおりに命を失うことになりかねない。

このほか、私は接する患者のほとんどに、第一酵母という研究所の天然酵母の製品と、ハーバード大学が考案した「野菜スープ」を勧めている。前者は人間の腸が免疫力の半分を占める臓器であることに着眼した製品で、価格もリーズナブルであり、後者は野菜に7000種以上の抗がん効果があることによっている。

野菜スープの作り方は、

①カボチャ、セロリ、ブロッコリー、ニンジンのような4種類の野菜100グラムをざく切りにし、1リットルの水を張ったホウロウ鍋に取る。

②一度煮立ったら、弱火にして30分ほど煮る。塩などの調味料は入れない。

③これを冷蔵庫に入れておいて、朝晩200ccずつ飲用する。

いずれも、患者は力がつくと喜んで続けている。こうした平凡なことがらを持続するのが、免疫力を高める大きな力になってくれる。

がんにかかるのも悪くはない

私はこれまでに、多くの患者と関わってきた。それは結果として、何人かの死に立ち会ってきたということでもある。闘病の甲斐なく死んでいく患者を前にすると、深い関わりのない私でもつらく、悲しい。

しかし、がんと闘っている家族を見ると、思わず「がんにかかるのも悪くはない」と感じることがある。

40代の父親が肺がんになり、本人、妻、長男、次男の家族全員でがんの告知を受けたケースがある。その父親は次男と折り合いが悪く、ことごとに反抗されるので、将来はろくな人間にならないと思っていたという。ところが、父親ががんの告知を受けた瞬間に次男が声を上げて泣き、父親の病状を一番心配したという。

夫が膵臓《すいぞう》がんになったある夫婦の場合、妻が毎日病院に来て、面会時間が終わるまで看病していた。仲のいい夫婦だと思っていたら、あとで聞いたら、実はがんが発覚するまでは離婚寸前の状態だったという。この夫は亡くなってしまったが、一生懸命尽くしたという充実感があったせいか、妻は夫の死から比較的早く立ち直ったようだった。

一方、夫が胆道がんになった別の夫婦の場合、以前から夫婦仲が悪く、別居や離婚の話が持ち上がっていたので、妻は2週間に1回程度しか夫の入院する病院に通わなかった。

夫が早く亡くなったので、妻はせいせいした気分になるだろうと想像していた。しかし、そうではなかった。十分に看病しなかったことを悔やむ気持ちに苛《さいな》まれ、何とか立ち直るのに2年近くもかかったのである。

私が死に立ち会ったケースの中で、やりきれない場面があった。病院に行くと、大腸がんの老女が、いよいよ死を迎えようとしていた。病室には年老いた妹らしき人が来ていた。老女の呼吸が途切れ途切れになった瞬間、妹らしい女性が老女の手を握り、泣きながら唄を歌い始めたのだ。2人の郷里の民謡のようだった。端から見るとばかばかしいシーンに思えるかもしれない。しかし、妹らしき人には、そうする以外になかったのだろう。こんな場面に立ち会うと、涙を流しているしかない。

家族の中にがん患者が出ると、それがきっかけで家族が結びつきを強め、子供も精神的に成長することが多い。そうした姿を見ると、「がんにかかるのも悪くはない」と思うことがある。

がんにかかっても、がんが進行していても、それがストレートに死に結びつかない時代が来ている。そして、苦しまないで10年、15年と明るく生きるためには、誰にでもできる平凡なことを継続するのが正道であり、それ以外の魔法のような方法はないだろう。

第五章

標準治療から「オーダーメード治療」へ

分子標的薬の登場

今日、世界の医療機関や製薬会社などから、来る日も来る日も、膨大な情報が発信されている。わずか1週間の肺がんに関する情報だけでも、とても読み切れないほどの量が氾濫する。欧米だけでなく、オーストラリアなどからも重要な情報が送られてくる。

そこには日本の国立がんセンター（日本のがん対策の中核機関）や、財団法人癌研究会（日本最初のがん専門機関）を含む大学病院、研究所、製薬会社が発信する情報があり、アメリカでは全米がん研究所（アメリカ最大規模のがん研究機関）や、テキサス州立大学MDアンダーソンがんセンター（アメリカで最も高く評価されているがん医療専門施設）、メイヨー・クリニック（アメリカで非常に評価の高い総合病院のひとつ。本部ミネソタ州）といった主要な医療施設はもちろんのこと、多くの研究機関、大学病院、製薬会社、報道機関などからの情報も含まれる。

主だった情報に目を通すだけでも実感するのは、がんの治療法がものすごいスピードで進化しているということだ。医療界は「日進月歩」でなく「分進秒歩」という言い方をしなければならない。

とくに薬の進歩はめざましい。新しい薬でなくても、従来は特定のがんにしか効かないと思われていた薬が、臨床試験で他の種類のがんにも有効であることが明らかになった、というニュースも数多い。

こうした進歩を象徴するもののひとつが、化学療法の一種である分子標的薬を使う治療だ。分子標的薬はがんの分子生物学が進歩して開発された薬剤であり、このため従来の抗がん剤ではほとんど効かなかったがんも治療できるようになってきた。

従来の抗がん剤は、がん細胞を攻撃して破壊する化学物質を合成してできている。しかし、がん細胞と同時に、正常細胞も攻撃して、深刻なダメージを与えることに問題点があった。

これに対して分子標的薬は、その名が示すように、正常細胞とは異なるがん細胞だけが持つ分子レベルの特徴を標的にする。そのため、正常細胞がダメージを受ける可能性を低く抑えながら、高い治療効果を期待できる。分子標的薬は抗がん剤と違って、長期的に使っても問題はないとされる。

分子標的薬は、がんが増殖するメカニズムを分子レベルで解明し、特異的に抑止する研究が進んだことで可能になった。がんだけでなく、関節リウマチなど炎症性の疾患を治療するための分子標的薬も開発されている。

世界で最初に登場した分子標的薬は、乳がん細胞を増殖させる作用のある「HER2」というタンパク質に効果のある「ハーセプチン」だった。1992年からアメリカで臨床試験が始まり、98年にFDA（アメリカ食品医薬品局）で認可され、日本では01年に輸入が承認されている。

これ以降、さまざまな分子標的薬が開発、認可され、今も急速な進歩を続けている。現在、代表的な分子標的薬には、小細胞がんではない肺がん用の「イレッサ」と「タルセバ」、大腸がんなどに使われる血管新生を阻害する「アービタックス」や「アバスチン」、腎臓がん用の「ネクサバール」や「スーテント」、慢性骨髄性白血病や急性リンパ性白血病用の「グリベック」、多発性骨髄腫用の「ベルケイド」などがある。

21世紀に入ってこうした分子標的薬が次々と登場し、普及したことで、化学療法は劇的に変化したといっていい。今も世界中で多くの新しい分子標的薬が開発中であり、海外ですでに認可されていて、日本で認可待ちという製品もある。

しかし、新しい薬の使用範囲の拡大で、化学療法の世界は恐ろしく複雑になってきた。だから専門の腫瘍内科医がいない病院では、新しい薬剤を使ったり、薬の新しい組み合わせを適用したりすることに消極的な傾向がある。

私が相談を受けたある食道がんの男性患者の場合もそうだった。この患者は食道がんの手術を受けたが、頸部に転移して再手術を受け、その後は放射線療法と通常の抗がん剤を使った化学療法を受けた。しかし、食道がんが再発したので、それまでの大学病院から国立病院へと受診先を変えたのだ。

状況がせっぱ詰まっているので、私は新しい薬の組み合わせを提案し、もっと幅広い可能性を探ってもらおうと言ったが、医師は抗がん剤の「シスプラチン」と「5FU」の使用にこだわった。

この患者には緊急事態を回避するために温熱療法（患部を加熱してがん細胞を死滅させる治療法）を受けてもらったが、この療法の結果に否定的な医師が多い。しかし、彼は切迫した事態を切り抜けた。

もちろん分子標的薬にも、副作用がまったくないというわけではない。実際、「イレッサ」が登場した当初、安易に投薬され、間質性肺炎による死者が出たこともあった。従来の抗がん剤の副作用は吐き気、嘔吐、下痢のようにおおよそ予測できるが、分子標的薬は新しいタイプの薬だけに、予想外の副作用が起こる可能性がある。それに日本人と韓国人に起こるというような、民族や人種に特異的に表われる副作用があることもわかってきた。

従来のタイプの抗がん剤も続々と開発されている。日本に限っても、現在、研究中のものから承認申請中のものまで合わせると、その数は100以上になるという。

金沢大学がん研究所腫瘍外科教授の高橋豊先生のように、投与する抗がん剤の量を少なくして副作用を小さくし、たとえ根治できなくてもがんの活動を抑えて、患者ががんとうまく共存できるようにする「休眠療法」を提唱している研究者もいる。ここでは代替医療なども取り入れて免疫力を高めるために、「樹状細胞」という白血球の一種も組み合わされる。患者のQOLを重視したこの休眠療法を支持する現場の医師も多い。

21世紀のがん患者には希望がある

「がんの3大療法」の残る2つである、手術と放射線療法も進化し続けている。

昔ながらの開胸手術、開腹手術の場合、術者が患部を直接見るために体を広く切開しなければならないので、手術跡が大きく残り、術後の痛みも強いことが多い。

それに代わるものとして、すでに広く普及している内視鏡手術は、1センチほどの小さな切開部から内視鏡を挿入し、それが映し出す画像を見ながら、別の切開部から挿入した手術器具で手術を行なうという術式だ。従来の手術より切開部が小さいので、身体的負担が少なく、患者の回復も早い。

ただし、内視鏡手術ではとくに、治療の成否が術者の技術レベルに左右される。そこで、手術支援ロボットを使う手術も一部で行なわれるようになっている。

ロボット手術では、術者が直接手術をするのではなく、指令装置のコンピュータを通して、内視鏡と内視鏡手術に使う手術器具を操作して手術する。この装置は術者の腕に代わって手術をすることから、ロボットアームとも呼ばれている。代表的な手術支援ロボットは、アメリカ企業が開発した「ダ・ヴィンチ」という製品だ。日本では東京医科大学が前立腺がんの摘出手術に使っている。

一般に内視鏡手術では、師から弟子へ一子相伝のように、時間をかけて技術が伝達される。それに比べて手術支援ロボットのほうは、治療の成否が術者の職人的な技術に左右される率が低い。また、内視鏡手術同様、正常細胞の損傷も少なくて済む。

もっとも、手術支援ロボットが普及すれば、逆に手術技術の伝承は途絶えてしまうだろう。日本の外科技術のレベルは世界トップクラスなのだが、将来手術支援ロボットが普及すれば、それも衰えるかもしれない。それに、あらゆる複雑な手術をロボットが代行できるわけでもないだろう。また、現在の「ダ・ヴィンチ」がそうであるように、装置自体が高価なことに加え、交換を必要とする部品も高価なことが問題になるかもしれない。

放射線治療では、コンピュータと超音波を使った画像技術の発達により、実に正確な照射ができるようになったことが画期的だった。

現在では、直線加速器という装置を使う「定位放射線照射」で、がん細胞だけを狙い撃ちにする治療ができるようになった。おかげで身体的負担が少ない上に、治療範囲が広がり、がんによっては手術と同等の効果をあげている。たとえば咽頭がんでは放射線治療が主流となり、手術に頼る必要はなくなった。患者は声を失わなくても済むようになっている。

また、肺がんや乳がんが脳に転移した場合でも、転移の数が3つ以下で、大きさが3センチ以内なら、放射線治療装置の「ガンマーナイフ」「サイバーナイフ」「ノバリス」で、がんがどんな箇所にあっても、きれいに除去できるようになっている。第1章でも書いたように、ブラキセラピーのほうは前立腺がんだけでなく、食道がんや舌がんにも使用されている。将来的に体の一番奥にある臓器である膵臓にまで埋め込めるようになれば、ブラキセラピーの可能性はさらに広がるのではないだろうか。

抗がん剤を使った化学療法と放射線治療を組み合わせた化学放射線療法も、この1年ほどで広く普及した。多くの種類のがんで、放射線治療を単独で行なう場合よりも治療効果が高いことが確認され、今や標準治療に組み込まれつつある。難しいがんや進行がんに対する適用が期待されている。

このように、がんの治療法はまさに「分進秒歩」である。とくに長年、手術偏重が続いてきた日本でも、治療法の選択肢は急速に広がっている。「分進秒歩」ということは、がんの治療法は発展途上――経済でいえば、超高度成長の最中にあり、今後も治療法の選択肢は増え続けるだろう。

がん治療の最終目的が、患者をがんで死なせないことにあるとすれば、あらゆるがん治療は発展途上にあるのだろう。

大ざっぱに言って、20世紀のがん患者は、がんが発見されれば即手術で、手術できなければおしまいだったのである。手術ができても、しばらくすると亡くなる人もいたし、手術後はがんが再発しないよう神に祈るほかなかったのだ。手術ができないため、抗がん剤を使った化学療法や放射線治療を受けた場合、副作用に悩まざるを得なかった。痛みに耐え抜き、苦しみ抜いた末に死を迎えることも多かったのである。

しかし今は、たとえ余命宣告を受けたとしても、緊急一時避難を図ることができる。

そして、がんの進行、再発、転移を抑えているうちに、明るい展望が開ける可能性が高くなった。また痛みを極力抑えて、健康な人と変わらない生活を送ることもできるようになっている。

だから私も、相談を受けた患者には「決して諦めてはいけない」と言い続けている。「治療法の選択肢はどんどん増えている。今の治療法に効果がなかったら、別の治療法を試してみよう」

「今の段階を乗り越えたら、次の治療法を考えることにしよう」

弱気になっている患者には、こう言って励ましている。そうすると少なくとも、前向きにがんと闘う気持ちになってくれる。

実際、新しい治療法やライフスタイルを取り入れることで、宣告された余命を数か月から数年にわたって延ばすことができる。「わずか数か月余命を延ばすことに何の意味があるのか」と言う人たちもいるが、ＱＯＬを維持しながら家族らと数か月を過ごすことには、患者と家族にとって大きな意味があるだろう。

西洋医学の権威が認める「限界」

しかし、がんの治療法が発展途上にあるということは、裏返せば、いまだにどんなながんでも根治してくれる〝魔法の杖〟のような治療法はまだ開発されていないということを意味する。実際に、日本のがんの治癒率（治療5年後の生存率）は50%にまで達しているが、これはがん患者の半分が〝闘い〟に敗れているということである。

化学療法に大きな革新をもたらした分子標的薬にしても、投与を中断すれば、がんは活動を再開する可能性が高い。つまり、分子標的薬はがんを抑制することはできても、根治させることはできないのだ。また、抗がん剤を使い続けると、いつかは効かなくなる時が来る。効かなくなれば別の薬に替えればいいのだが、いつまでも薬を使い続けるわけにもいかないだろう。

手術にしても、がんが進行していれば適用できないし、放射線も万能ではない。このように、従来の「手術、放射線治療、化学療法」という西洋医学の治療法には明白な限界がある。これは西洋医学の権威も認めざるを得ない事実に他ならない。たとえば、西洋医学の牙城のひとつ、フランスのキュリー研究所のエルヴェ・フリードマンという所長もそのひとりだ。

がんはDNAが複製される時に生じるエラー（突然変異）で発生するものとされている。しかし、少なくとも今の西洋医学では、直径4ミリ以下の小さながんを発見することはできない。さらに手術をした場合、がんが転移、再発するかどうかは見当もつかない。これが最大の弱点だろう。

つまり、手術によってがん細胞を摘出したと思っても、がんはすでに網の目をすり抜けて成長している可能性がある。実際、「がんを完全に取りましたから、もう心配ありません」と言われた患者が、手術の半年後に転移、再発し、亡くなってしまうことがある。「手術をしたら、がんが暴れ出した」「がんが飛び散った」という言い方をする医師もいる。

では、世界の医療界は、どのような方法によって限界を打ち破ろうとしているのだろうか。

先のエルヴェ・フリードマンは「21世紀のがん医療の中心は免疫療法になるしかない」と述べている。実際、世界中で発信される膨大な情報を読んでいると、免疫療法の分野に大きな精力が注がれていることがわかる。

免疫療法とは、人間が本来持っている免疫力（自然治癒力）を活用することで、病気を治療しようとする方法だ。

免疫とは、体内に異物が侵入したり、体内で異物が活動し始めたりした時に、それを排除するシステムである。そして、免疫力を担っているのが白血球だ。この白血球の数が一定以下に減ってしまうと、抵抗力が落ちて、さまざまな感染症にかかりやすくなるばかりか、せっかくの治療法も効力を失ってしまう。

つまり、がんと闘うには、あくまでも十分な免疫力があるかどうかが、勝負の分かれ目になるということができる。

第4の療法「免疫療法」の最先端的研究

免疫療法には、免疫細胞の力を人工的に活用する最先端の免疫細胞療法から、昔から使われてきた漢方まで、幅広い領域がある。ここでは「がんの第4の治療法」として大きな期待がかかっている免疫細胞療法について説明しておこう。

免疫細胞療法の中でも、白血病や多くの固型がんに有効なのではないかと注目が高まっているのが「WT1ワクチン療法」だ。

がん細胞には「WT1」という特有のタンパク質が多い。この「WT1」は449個のアミノ酸でできており、そのうちの9個が「WT1ペプチド」という〝切れ端〟を構成している。そしてがん細胞の表面に、白血病やこの「WT1ペプチド」が、もれなくくっついている。これは正常細胞には見られないので、がん細胞であることを示す「がん抗原」(表札)になっている。

「WT1ワクチン療法」は、患者のがん細胞からこのWT1ペプチドを抽出して培養し、そこに免疫増強剤をくっつけて、患者の腕に皮内注射する。注射は週1回のペースで12本を投与スケジュールとし、腕に跡が残る以外に、重い副作用はまったくないという。

この注射によって、もともと患者の体内にあるT細胞(リンパ球の一種で、がんと闘う主役）が「がん抗原」を記憶すると同時に、刺激を受けて増殖する。そして、血流に乗って体中を駆け巡り、がん細胞の目印であるWT1ペプチドを見つけ次第、T細胞から分化したCTL（細胞障害性T細胞＝キラーT細胞）ががん細胞を攻撃する。

この仕組みからわかるように、「WT1ワクチン療法」は、抗がん剤による化学療法や、放射線療法のようにがん細胞を直接攻撃する療法と異なり、人間の体が本来持つ自然治癒力を刺激し、強化する療法だ。ワクチンと似た働きをするため、「WT1〝ワクチン〟療法」と呼ばれている。

すでに民間で実用化されている免疫細胞療法のひとつとして、「非特異的活性化リンパ球療法」という方法がある。患者の体から免疫細胞のひとつであるNK細胞（ナチュラルキラー細胞）やT細胞を抽出し、それを培養、活性化させたものを再び体内に戻して、がん細胞を攻撃させる。すでに日本でも100か所以上の医療機関で実施されている。

しかし、治療費が150万〜400万円程度かかるという難点があるのに加え、NK細胞がうまくがん細胞に辿り着くという確証がない。

それに対して「WT1ワクチン療法」では、WT1ペプチドというがん細胞の〝表札〟を目標にするので、T細胞ががん細胞に辿り着きやすい。

実は、この「WT1ワクチン療法」を最初に考えつき、世界に先駆けて臨床試験を行なったのは、大阪大学医学部だ。今では大阪大学をはじめとする国内の26の研究機関で、第2相の臨床試験（臨床試験は第1相から第3相まであり、それが済むと承認申請が行なわれる）が進められている。

久留米大学医学部でも1990年代から、ワクチンが精力的に研究されてきた。それが今日、「テーラーメード型ワクチン療法」として結実し始めている。

久留米大学の「WT1ワクチン療法」の特徴は、「がん抗原」であるペプチドを4種類活用することだ。久留米大学では、前立腺がんのペプチドの中から、それぞれの患者に高い反応を示すペプチドを4種類選び出す。それを抽出、培養したあと、抗がん剤と一緒に投与する。

久留米大学の最大の特色は、免疫を抑制する抗がん剤と、免疫の増殖を図るワクチン療法を併用することにある。この逆転の発想が、高度にがんが進行した患者や、抗がん剤が効かなくなった患者に効力を発揮している。

ちなみに前立腺がんでは「タキソテール」と「プレドニン」が、大腸がんやスキルス胃がんでは「TS1」が使用される。

このように、ひと口に「ワクチン療法」といっても、各研究機関によって具体的な考え方や方法はさまざまであり、それぞれに研究開発が進められている。

「WT1ワクチン療法」に代表される免疫細胞療法の最大の長所は、従来の3大療法と違って、合併症や副作用で患者を苦しめることが少ないという点にある。つまり、「苦しくない」治療法なのである。しかも、本来の免疫力を活用するという点で、非常に合理的ではないだろうか。

今世紀初めに、アメリカから来た医師たちが、「21世紀の医療は患者のQOLを重視しなければ成立しない」と語っていた。その意味でも、前述のエルヴェ・フリードマンが言う意味でも、免疫療法はまさに21世紀型の医療といえるのではないだろうか。

かつて、「インターフェロン」や「インターロイキン2」という、免疫細胞が分泌する物質が、がんの特効薬になるのではないかと大きな期待が寄せられたことがあった。

ところが、ともに幻想にすぎなかったのだ。

そうした経験があるためか、日本の医学界には免疫細胞療法の効果を軽視する声が多い。現場の医師の中にも「従来の3大療法が持つ力を10とすれば、免疫細胞療法には3程度の力しかないだろう」と低く評価する人たちもいる。

私は研究者でもなければ、医師でもない。しかし、世界中から発信されてくる情報によれば、免疫細胞療法はまだ越えるべき大きな山は残っているものの、かなり明るい展望を開きつつあるように思われる。これが〝魔法の杖〟になることはないにしても、がん治療の大きな一分野になるのではないかと期待される。

一人ひとりに合った「オーダーメード治療」へ

最後に、患者や家族の自覚を促しておきたい。

それはがんになった瞬間から、情報戦が始まるということである。ここでは患者や家族が主体的に動くしかないのだ。たとえば、医師に手術しろと言われたら、その場ですぐに返事をしないで、「家族と相談してからにしますので、よろしくお願いします」とでも言って帰宅する。そのあと別の病院で、できれば幅広い判断ができる放射線科医に相談して、家族で判断すれば、より安心して治療を受けることができる。

あるいは、「何しろ命がかかる問題ですから、セカンドオピニオンを求めたいのです」と、相手に不快感を抱かせないようにして、検査データを借りるようにしたい。検査データは病院が管理しているだけのことで、もともとお金を払った患者自身の財産なのだ。今はセカンドオピニオンを求めたいという患者の要求に、抵抗を示すような医師はいない。病院が検査データを準備するには1週間くらいかかるかもしれないが、半月やひと月治療が遅れても、手遅れになることはあり得ない。

あいまいなことを言う病院や、検査してもわからないという病院には、さっさと見切りをつけるしかない。手の打ちようがないという病院には、それこそ見切りをつけて、治せるという病院を探すようにしたい。世の中はおもしろいもので、どこかに適切な方法を提案してくれる病院があり、医師がいる。それを探り当てるのは、やはり情報である。

一般に病院は手術か放射線による治療を考え、これらの方法を適用できないと判断すれば、化学療法を提案するだろう。化学療法では、プログラムされた「標準治療」が提案される。すでに書いたように標準治療とは、大規模な臨床試験によって効果が証明された、その時点で最も効果を期待できるレジメン（薬の処方）のことだ。しかし、この標準治療にも、時間の移り変わりとともに変更が起こる。

それに標準治療の限界が見えてきた時は、さまざまな方法を探るしかない。あるいは標準治療で小康状態になれば、余裕のあるうちに免疫力を強める方法を推進する必要がある。楽しく暮らしながら命を全うしようとすれば、魔法のような特別の方法を求めないで、ありきたりの必要事項を日常的に持続していくしかないのだ。

現在の化学療法の領域では、肺がんの薬だけでも非常に複雑になっている。抗がん剤や分子標的薬を使う専門の腫瘍内科医でなければ、とうてい対応できないだろう。だから化学療法をする病院に腫瘍内科医がいるかどうかが、決定的な条件になる。現在の日本には腫瘍内科医が約200人と少ないので、地方に行くと専門家を見つけるのが難しいかもしれない。そんな場合は大都市の病院に行って、治療のレジメンを立ててもらい、それを地元の病院で実行してもらうようにすればいいだろう。

こんな時には地元の病院に事前に相談し、検査データを借りる必要がある。そして治療の中心をあくまでも地元の病院に置くことを明確に伝え、了解してもらっておくことが大切になる。がんの場合、頻繁に通院しなければならないし、緊急事態が起きたりすれば、やはり近くにある地元の病院が頼りになるだろう。

がんという病気を相手にするには、幅広い視野を持つことが決定的に重要になる。そして最後まで諦めないことが、すべてを決定するだろう。何しろ喫煙者でない限り、どうしてがんになったのか見当もつかないのだ。だから、がんに対抗する方法も、どれがいいかわからないはずである。

がんには200もの種類があるという。それに人それぞれ、がんの質が違うとしか思えない。

だからこそ、病院や医師たちには一人ひとりの患者に合わせた、いわゆる「オーダーメード治療」の方向を模索してほしいと願う。もちろん、今すぐにがん治療のあり方を「オーダーメード治療」へとシフトできるとは思えない。しかし、一人ひとり患者が違う以上、治療法も一人ひとりに合ったものがあるのではないか。

今ではエビデンスに基づくガイドラインが示されるため、医師の裁量の幅は狭い。しかし、エビデンスが一定の水準を満たす薬は増えているので、医師の選択の幅は逆に広がっている。

手術で完全にがん細胞が取れたと言われながら、半年後に亡くなる患者もいれば、もう手の打ちようがないと言われながら、何年も元気に働く人たちもいる。薬の効き方も人それぞれに多様である。このような人たちにぶつかると、人の身体の不思議さを思わずにはいられない。思うに人の身体には、定常状態（ホメオスタシス＝普通の状態）に戻ろうとする力があるのではないだろうか。そうだとすれば医療も薬も、ある条件を揃える手段でしかないように思われる。

このように考えれば、病気に立ち向かう気力が湧いてくるのではないだろうか。人間として生まれ、人間として死ぬには、この気力が何にもまして必要なように思われる。

第六章

帯津良一医師との対談——がん難民を「救う医者」「殺す医者」

●帯津良一（おびつ・りょういち）
1936年、埼玉県生まれ。東京大学医学部卒。都立駒込病院外科医長などを経て、82年に帯津三敬病院を開設。西洋医学と漢方や鍼灸、気功などを融合させたホリスティック医学の確立を目指している。著書に『自然治癒力で生き返る』（角川グループパブリッシング）、『大養生――スピリチュアルに生きる』（太陽企画出版）など。

がん難民が発生する理由

帯津　これだけ社会問題になりながら、がん難民を巡る状況はあまり改善されていないですね。本当に気の毒な人たちが多いです。患者さんの行き場がないというのは、本当にかわいそうなことです。

藤野　僕のところにも、相談のメールやファックスが来ない日はないですよ。とくに診療のない土日が多いですね。ある患者は、「今、治療を受けている病院は親身に相談に乗ってくれません。主治医はパソコンを見るだけで、私の体に見向きもしません。口に出してはっきりとは言いませんけれど、私を末期がん患者として扱っているようです。何とか助けてください」と書いてきました。追い詰められている感じがひしひしと伝わってきました。

私が帯津先生に治療をお願いした患者の中で、最もひどいなと思った例は、ある乳がんの患者でした。ある大学病院で手術を受け、のちに転移、再発したら、「うちは治る患者を診る病院です。あなたは他の病院に行ってください」と言われたというんですから。

帯津　すべての病院がそうではありませんが、「治る患者さんしか診ません」と言って、転移、再発した進行がんの患者さんを追い出す大病院は珍しくありません。では、他の病院が受け入れてくれるかというと、そうではない。〝大きな病院には研究という役割があり、一人ひとりの患者をかまいきれない〟という考えがあるのだと思います。彼らはがん患者を人間でなく「壊れた機械」、自分たちを「修理屋」だと考えているのです。そういう考え方は医療とはいえません。

藤野　だから、「修理不能」な患者を「ゴミ箱」に捨てるかのように、追い出してしまうのですね。大病院ほど標準治療が効かなくなると患者を追い出す傾向が強いですね。日本のがん治療は本当に標準治療頼みです。標準治療をやっていれば、患者が死んでも何も問題がない、医療裁判の心配もないという考え方があり、一人ひとりの患者に合った治療を考える姿勢がないのです。

帯津　おっしゃるとおりですよ。自分の病院のプロトコル医療（あらかじめ定められた規定、手順などに従った医療）を行なうことが最優先になっていますから。

西洋医学の限界と全体医療の必要性

藤野　僕が先生に紹介し、受け入れてもらったGさんを覚えていますか。彼は末期の肺がん患者で、声も出ない、手も上がらないという状態なのに、誰もが名前を知る大学病院から「すぐに出て行ってくれ」と言われ、途方に暮れて僕に相談に来ました。最初、家族は「もう別の病院を探すより、お寺を予約したほうがいいですかね」などと諦めかけていたんです。

ところが、帯津先生に診てもらってから1週間後、明るい声で「今、家の近所を散歩しています」と僕のところに電話してきた。その後、「藤野さん、不思議ですね。僕はこの頃、自分ががんにかかったことを忘れているんですよ」とまで言うようになりました。

帯津　Gさんには漢方薬とサプリメントとホメオパシー（ある症状を持つ患者に、その症状と似た作用を起こす極微量の劇薬剤を投与する治療法）を処方しました。こうした代替医療は、患者さんに「治りたい」という気持ちが強ければ、その期待に〝応えてくれる〟ことがあります。Gさんも最初のうちは「もう自分はダメだ」と悲観的になっていましたが、治療を受けるうちに「まだ治す手段がある」と考えるようになったんです。

藤野　なるほど、それが電話の明るい声の理由だったんですね。

帯津　そもそも、がんほどミステリアスな病気はありません。発がんの理由も、予防手段もいまだに解明されていません。それなのに、医師は西洋医学に則った標準治療しかやろうとしない。

藤野　医療先進国であるはずの日本でさえ、年間30万人以上ががんで死んでいます。それなのに、医師たちは「自分たちはベストの治療をしている」と信じている。

帯津　こんな例があります。もう20年ほど前ですが、私の昔の同級生のお母さんが早期の胃がんにかかり、私のところに来ました。私は手術を勧めましたが、当時70代だったそのお母さんは「手術は不安だから嫌だ」と拒みました。そこで、本人が希望する丸山ワクチン（結核菌から抽出した物質が主成分の注射液。結核患者にがんが少ない点に着目した故丸山千里・日本医科大学元学長が開発した）と漢方薬を処方しながら、3か月に1回、内視鏡で経過を確認することにしたんです。そうしたところ、3年後にはがんの大きさが5倍ぐらいになったので、「次の検査で今より大きくなっていたら、勇気を出して手術しましょう」と説得しました。

ところが、3か月後の検査では、がんがきれいになくなっていたんです。

藤野　えっ……。〝がんが消える〟という話は聞きますが、実際にあるんですね。

帯津　最初に驚いたのは、内視鏡検査をずっと担当していたドクターですよ。突然、胃壁がきれいな粘膜になっていて、痕跡も何もない。私も内視鏡を覗いてみましたが、やはり何もない。経過を知っている大学病院にがんがあった部位の組織を送ったところ、電話がかかってきました。「いったいどんな治療を施したんですか。がん細胞がなくなっていますよ」と。

藤野　消えた理由は何だったのでしょうか。

帯津　いわゆる西洋医学的な処置はしていません。だから私にも不思議でした。それで本人に、「この3か月間、何をしていたのですか」と聞くと、「趣味にしている踊りの発表会があったので、一生懸命稽古をしていました」と嬉しそうに話すんです。その心の〝ときめき〟が自然治癒力を爆発させたとしか考えられません。そんなことは西洋医学の信奉者は認めないでしょうが（笑い）。

藤野　がんの治癒では、免疫力が持つ力というのは大きいですね。先生がおっしゃるように、西洋医学の医師は認めたくないと思いますけど。

帯津　たとえば抗がん剤治療を施す時、西洋医学を絶対視する医師は「他の治療法は併用しないでくれ」と言います。しかし私の経験では、抗がん剤治療を行ないながら、代替医療として免疫力を高めるサプリメントや漢方薬を患者さんに取ってもらうと、白血球の減少を防げたり、いろいろな副作用を軽減できたりするんです。「そんなわけのわからない治療はやめてくれ」と言われますが、免疫力については、まだエビデンスが確立していないだけの話で、現実を見ると免疫力を強化するというのはがんの治療法の方法論として悪いわけではないのです。どれかひとつが特効薬になるわけではないけれど、少しでも病状を改善してくれるものなら取り入れたほうがいいと思います。

藤野　私もその考えには賛成です。

帯津　もっとも、最近は西洋医学の医師の考え方も少しずつ変わってきています。西洋医学の権威である国立がんセンターの医師あたりでも、患者さんの要望で、私宛ての紹介状を患者さんに書く時代ですから。

藤野　アメリカ国立がん研究所は、アガリクス（ヒメマツタケというキノコ。免疫力を高めるサプリメントとして広く摂取されている）を2年間集中的に投与した結果、大腸がんと乳がんに関して、再発抑止率が75～85％あると報告しています。そのデータを見て僕は驚きました。フランスのキュリー研究所という、パスツール研究所と並ぶ西洋医学の牙城がありますね。そのエルヴェ・フリードマンという所長も「手術、放射線、抗がん剤という3大療法には限界がある。21世紀のがん医療の中心は免疫療法になる」と述べています。西洋医学の権威ですら、そうした考えを持ち始めているんですね。

今や、ホリスティック医療に向かうのが世界の大勢になっていると思います。実際、アメリカでは125の医科大学のうち、もう90以上がホリスティック医療の学部か講座を持っています。

帯津先生を前にして言うのは釈迦に説法でしょうが（笑い）、ホリスティック医療というのは、従来の西洋医学と対立するものではないんですね。たとえば、先生も親しいアンドルー・ワイルという、ハーバード大学からアリゾナ大学に移った教授もこう言っています。「ホリスティック医療は、第1に西洋医学の効力を高める。第2に西洋医学の副作用を抑える。第3に患者のQOLを高める。そして、第4にがんの質に影響を与える」と。西洋医学とホリスティック医療が敵対しているかのように捉えているのは、医療先進国といわれる国の中では日本ぐらいだと思います。

帯津　私は外科出身で、外科の進歩の真っ只中に身を置いていました。ところが、切っても切っても……自分ではいい手術ができたと思っていても、治らずに再発する。それで、西洋医学には限界があるのではないだろうかと思い、次第にホリスティック医療のほうにシフトしていったんです。

今のところ私たちは、患者さんという人間を「ボディー」「マインド」「スピリット」の3つに分け、それぞれにアプローチしています。ボディーに働きかける方法としては西洋医学が中心です。マインドには各種心理療法、スピリットには中国医学やホメオパシーなどいろいろな代替療法を取り入れ、それらを組み合わせています。ただ、人間を丸ごとの存在として見るための方法はまだ確立されていないので、本当の意味でのホリスティック医療には至っていないというのが現状だと考えています。

希望を持つと免疫力が出てくる

藤野　僕が紹介した患者は、そろって「帯津先生のところに行くと元気が出てくる」と言うんです。あれはなぜなのでしょう。

帯津　心理療法のチームと気功のチームがあって、病院内に患者の会もある。そうやってみんなが関わってくれるから、何か元気が出てくるのではないでしょうか。もちろん、がんはそんなに甘くないので、また悪くなるんですけど。

藤野　心理療法のチームがある病院は少ないですよね。

帯津　それと、私は治療法に関して、できるだけ患者さんの希望を聞くようにしています。これは手術したほうがいいなと思っても、患者さんがどうしても切るのは嫌だと言えば、次善の策を考え、それを3か月間やってみる。それでがんが悪化しているようだったら、もう一度手術を提案してみる。自分の考える治療を一方的に押しつけるのではなく、あくまでも患者さん自身に「やるぞ」という気持ちになってもらう。それが最終的には、患者さんを救う近道だと考えているのです。

藤野 アメリカやヨーロッパの医師たちは「抗がん剤といえども嫌がる患者には効かない」と書いています。このおかげでがん細胞が死んでいくんだと考える患者には効くと言うんですね。

帯津 もうひとつ心掛けているのは、治療法以外のことでも、できる限り患者さんと話をするということです。患者さんが悩んでいるのがわかると、看護師が私に連絡してきます、誰それさんと会ってくれませんかと。今朝も、ある患者さんと話をしました。「もう天国に行きたい」と弱気になっているから、「みんないずれ天国に行くのだから、慌てなくていいですよ」という話をしてきました。こういうことはしょっちゅうあります。

藤野 僕が相談を受けた患者の中で非常に印象的だったのは、キリスト教の牧師だった患者です。まだ32歳で、幼い子供がいる。その患者に会いに行き、「もっとひどいがんの人でも元気で生き延びているから、あなたはまだ望みがありますよ」と励ましてきました。結局亡くなってしまったのですが、あとで患者の親から手紙が来て、こう書いてありましたよ。「息子は牧師でありながら、死ぬのが怖くて震えていた。しかし、あなたに『助かる見込みがある』と言われてから、意識がなくなるまで非常に穏やかに過ごしました。とてもありがたいことでした」と。

帯津　希望を持つというのは大切なことです。明日になれば痛みが少しは軽くなる、ベッドから起き上がれる、ご飯が食べられるといった小さな希望でもいい。実際にそれがかなうと嬉しいので、さらに希望が湧いてきて、本来持っている免疫力が発揮され、さらに病状がよくなっていきます。

藤野　最近、僕が相談を受けた患者の中にもいましたね。直腸がんの手術を受けたけれど、肺に無数の転移が見つかった。それで、入院している病院から余命9～10か月と宣告された。そうしたら激しく落ち込み、風邪を引き、胃潰瘍にまでなってしまった。だから僕は、「そんな精神状態では治らないぞ。ここからが、がんとの本当の闘いだ。いい先生も紹介するから安心しろ」と励ましました。そうしたら、食事も喉を通るようになり、元気が回復してきました。「大丈夫」「まだ死なない」と患者を励ます時、僕自身もそれを信じています。

帯津　そうそう、励ますほうもそう思っていないと相手に対して説得力がない。だから、医師はある程度楽観的じゃないと駄目なのです。しかし、悲観的な医師がいるんですね。ホリスティック医療にとって一番大事なことは、「病院が患者にとって心地よい環境になること」だと思います。

藤野　ところが、多くの病院は患者にストレスを感じさせる場であったり、死への入り口になったりしている。逆に、帯津先生の場合は、先生自身が〝抗がん剤〟なんですね（笑い）。

医療とはコミュニケーション

帯津　抗がん剤かどうかわかりませんが（笑い）、医師として心掛けていることは他にもあります。それはなるべく患者さんの体に触るということです。

大学教授をしているある患者さんが、私が手術跡のお腹を触ったら、「久し振りだな、こうして触られたのは。いいものだなぁ」と嬉しそうに言いましたよ。今の医師は本当に患者の体に触りません。とくに大病院の医師は、モニターに映し出される血液検査のデータや、画像診断のデータを見るだけで十分だと思っているんです。

藤野　故意に見ないようにしているのではないかと思うくらいですよ。僕も患者と会うと、「ここが痛いのか」などと聞きながら体を触るようにしています。もちろん僕は医師ではないですが、患者は他人との接触を喜ぶように思えます。

帯津　直接耳で胸の音を聴いたり、手でお腹を触ったりすると、情報量がそんなに多くなるわけではないんですが、患者さんとのコミュニケーションには非常にいいんですね。患者さんの体に触って〝いい感じ〟を受ければ、そのとおり言えます。そうすると、患者さんも安心します。医療というのはコミュニケーションですからね。

藤野　先生は最近、医師には白衣も要らないと言っていますね。

帯津　要らないですよ、あんな服。何の意味もないですから。

藤野　西洋医学史の本を読むと、医師と魔術師は人を欺くために白衣を必要としたと書いてあります（笑い）。

帯津　確かにそうです（笑い）。だから、私はいつも普段着で病院にいます。やっぱり医師は患者さんに近い目線で付き合わないと駄目です。「壊れた機械を直す修理屋」ならともかく、命と命の付き合い、人間同士の付き合いですからね。医師はエリート意識なんか持たないほうがいい。「先生」ではなく、患者さんの「仲間」であるべきです。だから、白衣なんか着ないほうがいい。

藤野 先生は患者を最期まで看取るようにされていますよね。

帯津 私が目指しているのは、「自分ががんになったら最終的に治らなくてもいいよ。ただ、あなたの病院で死にたい」と、患者さんに言ってもらえるような病院です。

藤野 イギリスやフランスの病院などは、患者がいよいよ死を迎えるという時、どうやって見送るかということにもの凄く気を使っていますね。花を飾り、その人が好きだった音楽をかけたりして、息を引き取ってもらう。人はいずれ死ぬのですから、いかにして死ぬかが大事だと思うんです。

帯津 死は敗北ではありません。死を看取るというのも、医療にとって非常に大事なことなんです。

藤野 しばらく前、地方から相談の電話を掛けてきた人がこんなことを言っていました。

母親が92歳でがんになった。もう天寿を全うしてもいい歳かもしれないが、がんで死なせたくない、と。これが家族の気持ちなのかなと思いましたね。

帯津　がんにかかっていても、死因はがんではないという死に方がいいですね。

藤野　僕は余命宣告も悪くないなと思うようになりました。余命を宣告されてそれ以上に生きると、本人も家族もものすごく喜ぶんですよ。

帯津　私は余命宣告を絶対にしません。

藤野　がんの状態がわかれば、それだけ適切な治療も受けられると思うのですが、余命宣告をしない理由は何ですか。

帯津　余命宣告は患者の希望を奪います。そもそも今の医学では、正確な余命を言うことなどできません。余命というのはあくまでも確率にすぎません。なのに、医師が自己保身のために、わざと短めに言うこともあるんです。長めに言って、その前に死んだ場合、遺族から非難されるのを怖れるからです。

医学と医療、「殺す医者」と「救う医者」

藤野　患者はよく、「病院に行く時、大病院であればあるほど緊張する」と言います。そんな精神状態で医師から冷たい態度を取られ、悲観的なことを言われると、本当に落ち込みます。それこそ患者を「救う医者」ではなく、あえて言わせてもらえば、「殺す医者」だと思います。

帯津　医師は患者さんから疑問や不満をぶつけられると、怒ることが多い。なぜ、患者さんの疑問、不満を受け止め、患者さんと一緒に考えようとしないのか。

　ある乳がんの人が大学病院で手術を勧められ、不安になっていろいろと質問したら、急に医師の機嫌が悪くなって、「乳がんの治療なんてどこでもできるから、他の病院に行ってください」と言われたというんですよ。その患者さんはものすごく怒り、「もう手術なんか受けない」と言って、私のところに来た。結局、苦労して、苦労して、亡くなってしまったんですが。もし医師がちゃんと質問に答えてくれて納得していたら、そこで手術を受け、助かっていたかもしれない。

藤野　反対に素晴らしい医師もいますね。ある医師は、僕が紹介した患者を一生懸命診てくれて、その患者が歩んできた道やら、世話になった人たちの話もちゃんと聞いてくれた。そればかりか、家族にも気を使ってくれました。患者が死んでしまったあと、僕にまで「医学的に役に立てなかった。ご家族を支えてあげてください」というのです。「患者さんが死んだ瞬間、ふと窓の外を見たら桜が咲いていました。それが救いになりました」と語っていました。僕はその言葉を聞いて嬉しかったし、ありがたかったし、患者は本当にいい医師に診てもらったなと思いましたね。

帯津　「医療」というのは「医学」ではありません。生身の人間の営みであり、患者さんに思いやりを持ちながら行なうものです。ただ「医学」だけを勉強した医師は、「医療」とは何なのかという根本をわかっていない。そういう医師が患者を「殺す医者」です。

藤野　患者を人間として扱う医師であってほしいですよね。患者を自分の家族のように扱える医師がやっぱり素晴らしいと思う。

帯津　医師には、いったん診た患者とは地獄の底まで一緒に行く、というぐらいの気構えがないと駄目です。この医師は自分を最期まで看取ってくれるなと思えると、患者さんは安心します。そういう患者さんはもう「がん難民」とは言えないと思います。

藤野　乱暴な言い方になりますが、国立系の病院には、不親切な医師が多いように思えます。彼らがよく口にするのは「医学的に意味がない」という言葉ですが、患者の立場から言えば「自分にとって意味があるのかどうか」です。

帯津　まったく同感です。医療は命と命の絡み合いなのに、人として患者と付き合わない医師が多いんです。

藤野　ただ、患者の側も意識を変え、病気と治療法について知識を持つようにしなければ、「救う医者」と「殺す医者」を見分けることはできないでしょう。

帯津　それを解消するためには、いろいろな人が情報を提供していかなければなりません。だからこそ、藤野さんのような役割は重要ですよ。でも、ひとりでは限界がありますす。私も、求められれば、一線を退いたあとに「がん難民コーディネーター」をやりますよ。

第六章――帯津良一医師との対談　がん難民を「救う医者」「殺す医者」

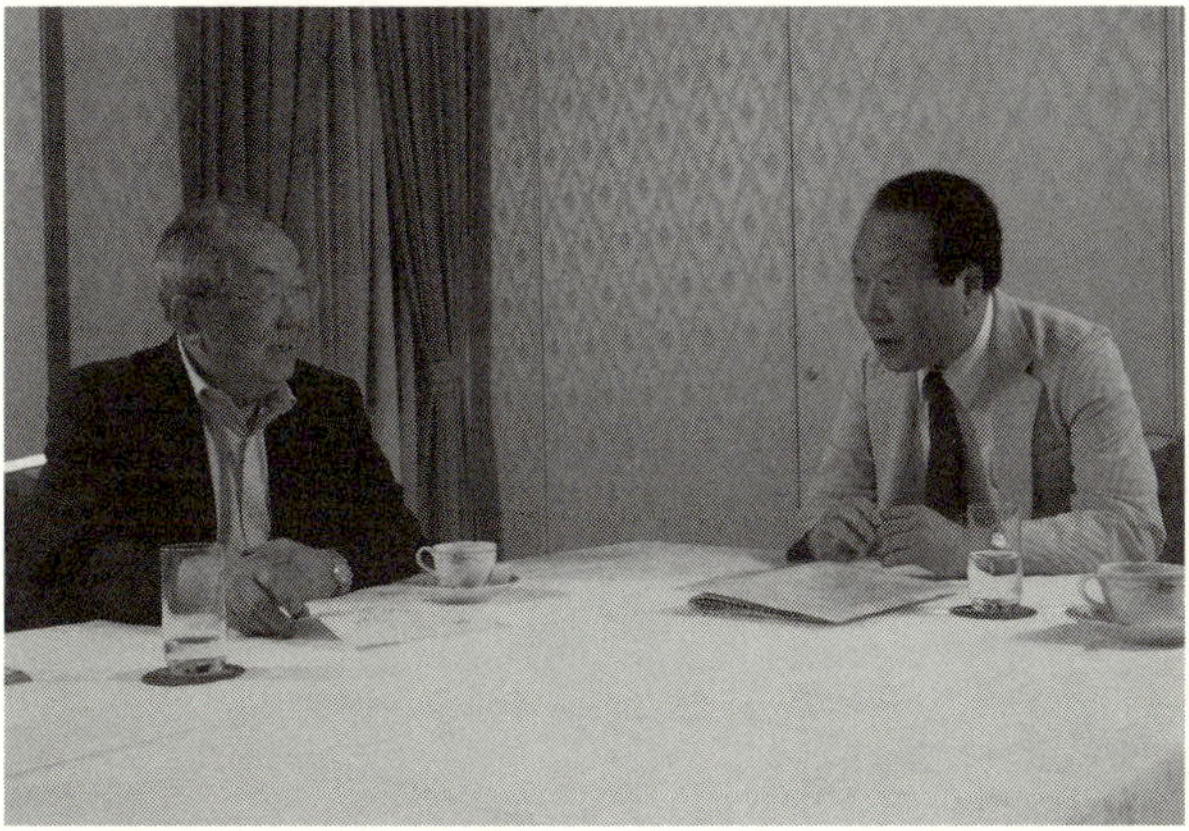

帯津良一氏（左）と著者

お礼のことば

本書を書くにあたって、帯津良一先生（帯津三敬病院名誉院長・理事長）、青木学先生（東京慈恵会医科大学附属病院放射線治療部）、高野利実先生（帝京大学医学部附属病院腫瘍内科）をはじめ、ここには登場しない多くの医師の方々や、「市民のためのがん治療の会」代表の會田昭一郎氏、および製薬会社の人たちから多くのご教示をいただいた。また、私が関わった200人以上のがん患者と家族の方々からは、「生きること」について多くのことを学ばせていただいた。

すべての方々に心から深い感謝を捧げたい。

特別付録

ブラキセラピー実施病院90リスト

ブラキセラピーとは「ヨウ素125」という放射性同位元素の永久挿入による小線源療法。「ヨウ素125」をチタン製の小さなカプセル（長さ約4・5ミリ、直径約0・8ミリ）に入れた「シード」を前立腺などに埋め込み、継続的に体内から放射線治療を行なう治療方法で、組織内照射法ともいう。日本では03年に認可された。

府都県道	名称	住所／電話番号／HP
北海道	JA北海道厚生連 札幌厚生病院	札幌市中央区北3条東8−5 011−261−5331 http://www.ja-hokkaidoukouseiren.or.jp/byouin/sapporo/
	札幌医科大学 附属病院	札幌市中央区南1条西16−291 011−611−2111 http://web.sapmed.ac.jp/byoin/
	独立行政法人 国立病院機構 北海道がんセンター	札幌市白石区菊水4条2−3−54 011−811−9111 http://www.sap-cc.org/
青森県	弘前大学医学部 附属病院	弘前市本町53 0172−33−5111 http://www.med.hirosaki-u.ac.jp/hospital/
岩手県	岩手医科大学 附属病院	盛岡市内丸19−1 019−651−5111 http://www.iwate-med.ac.jp/hospital/
宮城県	東北大学病院	仙台市青葉区星陵町1−1 022−717−7000 http://www.hosp.tohoku.ac.jp/
福島県	財団法人温知会 会津中央病院	会津若松市鶴賀町1−1 0242−25−1515 http://www.onchikai.jp/
茨城県	茨城県立中央病院 茨城県地域 がんセンター	笠間市鯉淵6528 0296−77−1121 http://www.pref.ibaraki.jp/bukyoku/hoken/cyubyo/
栃木県	栃木県立 がんセンター	宇都宮市陽南4−9−13 028−658−5151 http://www.tcc.pref.tochigi.jp/

都道府県	名称	住所／電話番号／HP
群馬県	伊勢崎市民病院	伊勢崎市連取本町12−1 0270−25−5022 http://www.hospital.isesaki.gunma.jp/
	群馬大学医学部附属病院	前橋市昭和町3−39−15 027−220−7111 http://hospital.med.gunma-u.ac.jp/
	群馬県立がんセンター	太田市高林西町617−1 0276−38−0771 http://www.gunma-cc.jp/
埼玉県	埼玉医科大学国際医療センター	日高市山根1397−1 042−984−4111 http://www.saitama-med.ac.jp/kokusai/
	埼玉県立がんセンター	北足立郡伊奈町小室818 048−722−1111 http://www.pref.saitama.lg.jp/A80/BA02/top.htm
	独立行政法人国立病院機構埼玉病院	和光市諏訪2−1 048−462−1101 http://www.hosp.go.jp/~saitamhp/
千葉県	総合病院国保旭中央病院	旭市イの1326 0479−63−8111 http://www.hospital.asahi.chiba.jp/
	医療法人鉄蕉会亀田メディカルセンター	鴨川市東町929 04−7092−2211 http://www.kameda.com/
	千葉県がんセンター	中央区仁戸名町666−2 043−264−5431 http://www.chiba-cc.jp/

都道府県	名称	住所／電話番号／HP
千葉県	千葉大学医学部附属病院	千葉市中央区亥鼻1−8−1 043−222−7171 http://www.ho.chiba-u.ac.jp/
東京都	癌研有明病院	江東区有明3−10−6 03−3520−0111 http://www.jfcr.or.jp/hospital/
	東京慈恵会医科大学附属病院	港区西新橋3−19−18 03−3433−1111 http://www.jikei.ac.jp/hospital/honin/
	慶應義塾大学病院	新宿区信濃町35 03−3353−1211 http://www.hosp.keio.ac.jp/
	国立国際医療センター戸山病院	新宿区戸山1−21−1 03−3202−7181 http://www.imcj.go.jp/hospital.html
	東京医科大学病院	新宿区西新宿6−7−1 03−3342−6111 http://hospinfo.tokyo-med.ac.jp/
	東京女子医科大学病院	新宿区河田町8−1 03−3353−8111 http://www.twmu.ac.jp/info-twmu/
	公立学校共済組合関東中央病院	世田谷区上用賀6−25−1 03−3429−1171 http://www.kanto-ctr-hsp.com/
	聖路加国際病院	中央区明石町9−1 03−3541−5151 http://www.luke.or.jp/

府都県道	名称	住所／電話番号／HP
東京都	東京警察病院	中野区中野4−22−1 03−5343−5611 http://www.keisatsubyoin.or.jp/
	日本大学医学部附属板橋病院	板橋区大谷口上町30−1 03−3972−8111 http://www.med.nihon-u.ac.jp/hospital/itabashi/
	昭和大学病院	品川区旗の台1−5−8 03−3784−8000 http://hosp.showa-u.ac.jp/SUH/
	順天堂大学医学部附属順天堂医院	文京区本郷3−1−3 03−3813−3111 http://www.juntendo.ac.jp/hospital/
	東京医科歯科大学医学部附属病院	文京区湯島1−5−45 03−3813−6111 http://cmi12.med.tmd.ac.jp/
	東京大学医学部附属病院	文京区本郷7−3−1 03−3815−5411 http://www.h.u-tokyo.ac.jp/
	東京都立駒込病院	文京区本駒込3−18−22 03−3823−2101 http://www.cick.jp/
	日本医科大学付属病院	文京区千駄木1−1−5 03−3822−2131 http://hosp.nms.ac.jp/
	独立行政法人国立病院機構東京医療センター	目黒区東が丘2−5−1 03−3411−0111 http://www.ntmc.go.jp/

都道府県	名称	住所／電話番号／HP
東京都	杏林大学医学部付属病院	三鷹市新川6−20−2 0422−47−5511 http://www.kyorin-u.ac.jp/hospital/
	財団法人 東京都保健医療公社 多摩北部医療センター	東村山市青葉町1−7−1 042−396−3811 http://www.tamahoku-hp.jp/
神奈川県	公立大学法人 横浜市立大学 附属病院	横浜市金沢区福浦3−9 045−787−2800 http://www.fukuhp.yokohama-cu.ac.jp/
	済生会 横浜市東部病院	横浜市鶴見区下末吉3−6−1 045−576−3000 http://www.tobu.saiseikai.or.jp/
	北里大学病院	相模原市北里1−15−1 042−778−8111 http://www.khp.kitasato-u.ac.jp/
新潟県	新潟大学 医歯学総合病院	新潟市中央区旭町通一番町754 025−223−6161 http://www.nuh.niigata-u.ac.jp/
石川県	金沢医科大学病院	河北郡内灘町大学1−1 076−286−3511 http://www.kanazawa-med.ac.jp/~hospital/
	金沢大学 附属病院	金沢市宝町13−1 076−265−2000 http://web.hosp.kanazawa-u.ac.jp/
	独立行政法人 国立病院機構 金沢医療センター	金沢市下石引町1−1 076−262−4161 http://www.kanazawa-hosp.jp/

府都県道	名称	住所／電話番号／HP
福井県	福井大学医学部附属病院	吉田郡永平寺町松岡下合月23−3 0776−61−3111 http://www.fukui-med.ac.jp/home/ufh/
	福井赤十字病院	福井市月見2−4−1 0776−36−3630 http://www.fukui-med.jrc.or.jp/
長野県	長野市民病院	長野市大字富竹1333−1 026−295−1199 http://www.hospital.nagano.nagano.jp/index.php
岐阜県	岐阜大学医学部附属病院	岐阜市柳戸1−1 058−230−6000 http://hosp.gifu-u.ac.jp/
	岐阜県立多治見病院	多治見市前畑町5−161 0572−22−5311 http://www.pref.gifu.lg.jp/pref/tajimi_hospital/
静岡県	静岡県立静岡がんセンター	駿東郡長泉町下長窪1007 055−989−5222 http://www.scchr.jp/
	静岡県立総合病院	静岡市葵区北安東4−27−1 054−247−6111 http://www.shizuoka-gh.jp/
	社会福祉法人聖隷福祉事業団　総合病院聖隷三方原病院	浜松市北区三方原町3453 053−436−1251 http://www.seirei.or.jp/mikatahara/
愛知県	藤田保健衛生大学病院	豊明市沓掛町田楽ヶ窪1−98 0562−93−2111 http://www.fujita-hu.ac.jp/HOSPITAL1/

府都県道	名称	住所／電話番号／HP
愛知県	愛知県がんセンター中央病院・研究所	名古屋市千種区鹿子殿1－1 052－762－6111 http://www.pref.aichi.jp/cancer-center/
	名古屋大学医学部附属病院	名古屋市昭和区鶴舞町65 052－741－2111 http://www.med.nagoya-u.ac.jp/hospital/
滋賀県	滋賀医科大学医学部附属病院	大津市瀬田月輪町 077－548－2111 http://www.shiga-med.ac.jp/hospital/
京都府	京都市立病院	京都市中京区壬生東高田町1－2 075－311－5311 http://www.city.kyoto.lg.jp/city-hosp/
	京都府立医科大学附属病院	京都市上京区河原町通広小路上ル梶井町465 075－251－5111 http://www.h.kpu-m.ac.jp/
	市立福知山市民病院	福知山市厚中町231 0773－22－2101 http://www.fukuchiyama-hosp.jp/
大阪府	大阪医科大学附属病院	高槻市大学町2－7 072－683－1221 http://hospital.osaka-med.ac.jp/
	関西医科大学附属滝井病院	守口市文園町10－15 06－6992－1001 http://www2.kmu.ac.jp/hospital/
	大阪大学医学部附属病院	吹田市山田丘2－15 06－6879－5111 http://www.hosp.med.osaka-u.ac.jp/

府都県道	名称	住所／電話番号／HP
大阪府	近畿大学医学部附属病院	大阪狭山市大野東377−2 072−366−0221 http://www.med.kindai.ac.jp/huzoku/
	関西電力病院	大阪市福島区福島2−1−7 06−6458−5821 http://www.kepco.co.jp/hospital/
	大阪警察病院	大阪市天王寺区北山町10−31 06−6771−6051 http://www.oph.gr.jp/
	大阪市立大学医学部附属病院	大阪市阿倍野区旭町1−5−7 06−6645−2121 http://www.med.osaka-cu.ac.jp/hosp/
	地方独立行政法人 大阪府立病院機構 大阪府立成人病センター	大阪市東成区中道1−3−3 06−6972−1181 http://www.mc.pref.osaka.jp/
兵庫県	神戸市立 医療センター 中央市民病院	神戸市中央区港島中町4−6 078−302−4321 http://www.kcgh.gr.jp/
	特定機能病院 兵庫医科大学病院	西宮市武庫川町1−1 0798−45−6111 http://www.hosp.hyo-med.ac.jp/
奈良県	奈良県立医科大学附属病院	橿原市四条町840 0744−22−3051 http://www.naramed-u.ac.jp/~hp/
島根県	島根大学医学部附属病院	出雲市塩冶町89−1 0853−23−2111 http://www.shimane-med.ac.jp/hospital/index.html

府都県道	名称	住所／電話番号／HP
岡山県	岡山大学病院	岡山市鹿田町2−5−1 086−223−7151 http://www.hsc.okayama-u.ac.jp/hos/
広島県	県立広島病院	広島市南区宇品神田1−5−54 082−254−1818 http://www.hph.pref.hiroshima.jp/
広島県	広島大学病院	広島市南区霞1−2−3 082−257−5555 http://www.hiroshima-u.ac.jp/hosp/
徳島県	徳島大学病院	徳島市蔵本町2−50−1 088−631−3111 http://www.tokushima-hosp.jp/index.html
香川県	香川大学医学部附属病院	木田郡三木町池戸1750−1 087−898−5111 http://www.kms.ac.jp/~hospital/
愛媛県	独立行政法人国立病院機構四国がんセンター	松山市南梅本町甲160 089−999−1111 http://www.shikoku-cc.go.jp/index.html
愛媛県	愛媛大学医学部附属病院	東温市志津川 089−964−5111 http://www.hsp.ehime-u.ac.jp/
高知県	高知大学医学部附属病院	南国市岡豊町小蓮185−1 088−866−5811 http://www.kochi-ms.ac.jp/~hsptl/index.shtml
福岡県	久留米大学病院	久留米市旭町67 0942−35−3311 http://www.hosp.kurume-u.ac.jp/

府都県道	名称	住所／電話番号／HP
福岡県	九州大学病院	福岡市東区馬出3−1−1 092−641−1151 http://www.hosp.kyushu-u.ac.jp/
	独立行政法人 国立病院機構 九州医療センター	福岡市中央区地行浜1−8−1 092−852−0700 http://www.kyumed.jp/
	浜の町病院	福岡市中央区舞鶴3−5−27 092−721−0831 http://www.hamanomachi.jp/
	医療法人共愛会 戸畑共立病院	北九州市戸畑区沢見2−5−1 093−871−5421 http://www.kyoaikai.com/kyoritsu/
長崎県	長崎大学 医学部・歯学部 附属病院	長崎市坂本1−7−1 095−819−7200 http://www.mh.nagasaki-u.ac.jp/
熊本県	熊本赤十字病院	熊本市長嶺南2−1−1 096−384−2111 http://www.kumamoto-med.jrc.or.jp/index02.html
大分県	大分大学 医学部附属病院	由布市挾間町医大が丘1−1 097−549−4411 http://www.med.oita-u.ac.jp/hospital/index.html
鹿児島県	財団法人昭和会 今給黎総合病院	鹿児島市下竜尾町4−16 099−226−2211 http://imakiire.jp/
	鹿児島大学病院	鹿児島市桜ケ丘8−35−1 099−275−5111 http://com4.kufm.kagoshima-u.ac.jp/

資料：日本メジフィジックス株式会社「一般の方向け情報」サイト内「小線源療法を導入している全国病院リスト」(2008年9日25日時点)
最新情報はhttp://www.nmp.co.jp/CGI/public/hospital/main.cgi

藤野邦夫

1935年、石川県生まれ。早稲田大学文学部卒、同大学院中退。出版社勤務後、東京大学等の講師を歴任し、現在は翻訳家として活動。『ガンに打ち勝つ患者学』（グレッグ・アンダーソン著、実業之日本社）など訳書多数。近年は「がん難民コーディネーター」として200人以上の患者の相談を受けてきた。

小学館
101
新書

013

がん難民コーディネーター

かくして患者たちは生還した

二〇〇八年十二月六日　初版第一刷発行

著者　藤野邦夫
発行者　秋山修一郎
発行所　株式会社小学館
〒一〇一―八〇〇一　東京都千代田区一ツ橋二―三―一
電話　編集：〇三―三二三〇―五九八二
販売：〇三―五二八一―三五五五

装幀　おおうちおさむ
印刷・製本　中央精版印刷株式会社

Printed in Japan　ISBN 978-4-09-825013-4

小学館101新書

好評既刊ラインナップ

001

読書進化論
人はウェブで変わるのか。本はウェブに負けたのか

勝間和代

経済評論家でベストセラー作家の勝間氏は、本で「成功と自由」を手に入れてきた。著者を「進化」させた本と本をめぐる技術のすべてを紹介。

002

誰も教えてくれなかった『源氏物語』本当の面白さ

林真理子
山本淳子

『源氏物語』はなぜ千年も読み継がれたのか？ その魅力の秘密を作家・林真理子氏と紫式部研究のホープ・山本淳子氏が解き明かす極上の知的対談集。

003

結婚難民

佐藤留美

《ルブタン女》《クーガー女》《デートDV女》・・・。こんな「結婚してはいけない女」が増殖中。したくてもできない「ロスジェネ男」応援本。

番号	タイトル	サブタイトル	著者	紹介文
004	ロハスに楽しむFX	外貨投資7つの約束	大竹のり子	「FXは儲かるけど危なそう」と思われがち。でも、やり方次第では株より安全！その「人生にやさしい」投資方法をやさしく教える超入門書。
005	教育格差の真実	どこへ行くニッポン社会	尾木直樹 森永卓郎	自然現象でも歴史的必然でもない"ニッポンの格差"の真実を二人の論客が経済と教育の両面から明快に解き明かす！
006	貧格ニッポン新記録		ビートたけし	週刊ポストで25年以上続く名物時評の最新傑作選。もはや品格が貧格に堕したニッポンを笑う"警世"の書。東国原知事との対談も収録。
007	人間関係力	困った時の33のヒント	齋藤孝	人間関係のストレスは、ビジネス、プライベートを問わず、生きていく上での最大の抵抗力だ。古今東西33人の賢者に、活路を拓くヒントを学ぶ。
008	空気の読み方	できるヤツと言わせる「取材力」講座	神足裕司	臨機応変に情報処理、情報提供を行い、自分の知りたい他人の情報を聞き出す能力──「取材力」。格差社会を生き残るために必須のスキルを指南。